# CONTRIBUTION A L'ÉTUDE
## DU RÉFLEXE PHOTO-MOTEUR

## La Réflexométrie Pupillaire

# CONTRIBUTION A L'ÉTUDE DU RÉFLEXE PHOTO-MOTEUR

---

# La Réflexométrie Pupillaire

Dr A. BUJADOUX

*Interne des Hôpitaux*

# CONTRIBUTION A L'ÉTUDE DU RÉFLEXE PHOTO-MOTEUR

## La Réflexométrie Pupillaire

LYON
Imp. NOIRCLERC et FÉNÉTRIER
*3, rue Stella, 3*

1923

A LA MÉMOIRE DE MON PÈRE



A  MA  MÈRE



A  MA  FEMME  AIMÉE
A  TOUS  LES  MIENS

CHAPITRE PREMIER

## En manière d'Introduction...

Il est toujours assez agréable de constater qu'une hypothèse un jour formulée et qu'on s'est efforcé de démontrer par une longue série d'expériences, se trouve, par hasard, pouvoir être rangée au nombre des idées originales.

Cette histoire paraît être celle des recherches que nous avons tentées du côté de l'examen plus approfondi et plus exact du réflexe photomoteur.

Il est un fait, c'est que lorsque nous avons tâché de rattacher notre œuvre aux travaux antérieurs par une étude bibliographique importante des travaux qui furent faits sur la pupille en général et son réflexe à la lumière en particulier, nous n'avons pu que remarquer, avec un certain étonnement d'ailleurs, l'absence complète des essais d'enregistrement graphique de cette contraction. Notamment, dans toute la notice bibliographique qui se trouve adjointe à la séméiologie de la pupille dans l'Encyclopédie ophtalmologique, de même que dans toutes les si complètes listes d'auteurs adjointes à chacun des principaux chapitres de la thèse de Winawer, aucun travail, tant

Français qu'étranger ne nous a paru se rapprocher, par son titre, des travaux que nous venions de faire.

Un seul, pourtant, mériterait d'être noté au passage, c'est une thèse de Bellarminow, Saint-Pétersbourg, 1886, intitulée : Essai d'application de la méthode graphique à l'examen des mouvements de la pupille et de la pression intra-oculaire.

L'état actuel de la Russie et les désastreux événements qui paraissent y avoir balayé le mouvement intellectuel nous ont paru des difficultés insurmontables à tout essai de recherches bibliographiques de ce côté.

Il est possible que cette méthode « graphique » se rapproche, par certains côtés, de la nôtre, le cas de force majeure nous servira d'excuse en cette occurence. Le fait, cependant, est encore démonstratif, de l'originalité de notre thèse qui toute entière, hypothèse, instrumentation, expérimentation, fut conçue et exécutée par le docteur Kofman et nous.

C'est donc un travail de près de deux années que nous allons essayer d'exposer, appuyé sur un nombre important d'observations minutieuses et maintes fois recommencées, dont nous ne citerons que les plus démonstratives.

Le point de départ de tous nos travaux fut ce fait d'observation courante dans tous les services des hôpitaux que la recherche du réflexe photo-moteur est livrée à la seule expérience clinique.

En dehors de la constatation de sa suppression, c'est-à-dire du signe d'Argyll Robertson, la plupart des cliniciens ne reconnaissent les troubles de la contraction pupillaire que par la méthode d'examen la plus empirique qui soit et la plus sujette à erreur, l'observation visuelle pure et simple de la dite contraction. Et encore n'en peuvent-ils ainsi mettre en évidence qu'un seul trouble, la limitation ou la lenteur du mouvement, ce qu'on est convenu d'appeler la *paresse pupillaire*.

Ainsi donc, la constatation d'un symptôme des plus importants, comme par exemple la période pré-Argyll, se trouve livrée à l'appréciation éminemment subjective d'un chacun, à ce qu'on nomme le sens clinique qui n'est que l'expression de trois qualités primordiales en matière d'observation biologique : la longue habitude, l'acuité d'observation et la conscience.

Nous reconnaissons volontiers à tous la possession de cette dernière, mais, des autres, combien peuvent se vanter de les réunir dans leur complet développement ?

L'habitude manque naturellement au jeune observateur; et d'ailleurs quelle limite lui fixer ? Après 2.000 observations de pupilles, sera-t-il certain de ne jamais hésiter dans l'affirmation d'une paresse pupillaire et lui faudra-t-il 5.000 ou 10.000 observations ?

L'acuité d'observation, sans parler de la nécessité de l'intervention d'une autre qualité primordiale d'ailleurs, la rectitude du jugement, ne pourra-t-elle être faussée par le fléchissement momentané de l'attention ou la fatigue des longues journées de travail ?

Il n'en faut pas plus alors pour que le symptôme important passe inaperçu et que le fruit d'un très long examen du malade ne s'enfuie avec le diagnostic. Encore l'observation d'un pareil phénomène où l'on a l'impression d'échafauder sur des pointes d'épingle exige-t-elle que celui-ci soit d'une certaine importance, voire même très marqué ; or, que dirons-nous, lorsqu'il se trouvera dans cette zone indécise, parfois très étendue, entre la fin du normal et le début du pathologique.

Ce phénomène, une fois remarqué, nos yeux seront-ils certains de le retrouver, ou, ce qui est plus important, d'en constater la disparition.

Et cela à des mois ou des années d'intervalle ?

Bien mieux, peut-on penser qu'un autre observateur partagera lui-même notre impression, lorsqu'en notre absence, il pourra lire sur l'observation les deux mots : paresse pupillaire, qui seront parfois les seuls importants.

Enfin, ce même observateur, en notre présence, ne sera-t-il pas influencé par notre assurance ou l'autorité scientifique que nous représentons ?

Ce sont là les objections courantes contre toute observation empirique en matière de science. Poussées à l'extrême, elles ont pu faire nier l'existence du monde extérieur, nous le savons, mais ce sont là jeux d'esprit. Quand bien même, suivant Platon, n'observerions-nous que du fond de la caverne, n'apprendrions-nous qu'à distinguer des ombres, à les reconnaître, à prévoir l'ordre dans lequel elles se suivront, quand même ne serions-nous fiers d'une science qui n'est que la science des ombres, c'est là l'image de la condition humaine.

Il n'en est pas moins vrai que notre but doit être « dans les sciences expérimentales, de mesurer les phénomènes, puisque c'est par la détermination quantitative d'un effet relativement à une cause donnée que la loi des phénomènes peut être établie. Si en biologie on veut arriver à connaître les lois de la vie, il faut donc non seulement observer et constater les phénomènes vitaux, mais de plus il faut fixer numériquement les relations d'intensité dans lesquelles ils sont les uns par rapport aux autres » (Cl. Bernard).

Nous avons essayé à notre tour de suivre ce conseil ; on jugera de notre réussite. Mais qu'il nous soit permis de remercier ici notre collaborateur et notre ami le docteur Kofman, préparateur de physique médicale à la Faculté de médecine de Lyon, qui a partagé tous les travaux qu'ont nécessités les longues séances d'expérimentation et qui, par l'étendue de ses connaissances scientifiques, nous a si puissamment aidé dans la réalisation et la mise au point de ce travail.

Que tous nos Maîtres dans les hôpitaux et à la Faculté veuillent bien recevoir le témoignage de notre très vive reconnaissance pour les inoubliables leçons cliniques et scientifiques par lesquelles ils sont arrivés à faire de nous un médecin. A la manière antique, nous renouvelons de vers eux le serment d'Hippocrate en les assurant de notre fidélité constante et de notre entier dévouement.

Plus particulièrement, nous remercions MM. les docteurs Froment, Favre et Savy, professeurs agrégés et médecins des hôpitaux, auprès de qui nous avons recueilli les observations qu'ils nous autorisent à publier et qui n'ont cessé de nous donner ainsi les marques d'un intérêt plus encourageant que les banales louanges. M. le professeur Riollet a bien voulu sanctionner de sa haute autorité ces premiers résultats en acceptant l'hommage de notre thèse, nous sommes confus de l'honneur qu'il nous fait. Qu'il en soit remercié !

CHAPITRE II

# Ce que l'on sait sur l'examen
# du Réflexe photo-moteur

C'est à la suite d'un certain nombre d'erreurs de diagnostic causées par l'insuffisance de nos moyens d'observation que l'idée nous vint, à nous et à notre collaborateur, M. le docteur Kofman, d'essayer de compléter nos connaissances sur les paresses pupillaires.

Nous étions alors interne et lui externe dans le service du docteur Froment, service plus spécialement orienté par l'autorité de ce Maître vers la neurologie et notamment vers la recherche d'une séméiologie objective si précieuse en cette science.

Nous avions hésité tant de fois et nous nous étions trompés encore plus souvent, que nous en arrivions à douter de nos propres yeux dans l'examen des pupilles de nos semblables.

Nous avions été bien des fois témoin, voire protagoniste, des discussions élevées presque à chaque lit sur la constatation de la positivité d'un Argyll ou surtout d'une paresse pupillaire, que l'ambition nous vint d'y trouver un arbitrage dont l'incompétence ne put être soulevée.

Bien mieux, nous étions dépité, bien souvent, après un examen consciencieux, fignolé tout un matin, de voir s'envoler quelques heures après, sous le rigoureux examen de notre Maître, l'Argyll le plus positif noté dans notre observation ; inversement, on nous démontrait l'existence d'une paresse pupillaire évidente et combien dangereuse dans certains larges yeux étoilés de points d'or, où nous n'avions pu que constater d'ailleurs la fuite des galères.

Il fallait en finir.

En finir, c'était sortir de l'erreur ou de l'incertitude par un enregistrement mécanique de nos perceptions visuelles ; c'était pouvoir brandir un document écrit au cours d'une discussion, et mieux c'était pouvoir conserver d'un examen à un autre, constant et irréfutable, le témoignage d'une actuelle constatation.

La méthode de graphique seule pouvait nous donner la certitude d'une conclusion. Nous n'y sommes certainement pas encore parvenu, il faut encore multiplier les observations, les confronter ; il faut peut-être que d'autres observateurs eux-mêmes corrigent ces premiers résultats. Néanmoins, l'hypothèse initiale a été assez souvent vérifiée dans les faits pour que nous puissions d'ores et déjà en tirer les conclusions qui peuvent se lire en fin de la présente thèse.

Nous n'avons pour but de rechercher ni l'origine ni le mode de production du réflexe photomoteur. Aussi, nous abstenons-nous de rappeler toutes les discussions et les expériences qu'il a occasionnées. Nous constatons simplement qu'il est et nous allons chercher les meilleures conditions de son observation.

M. Babinski, à la réunion de la Société de Neurologie du 7 décembre 1905, présentait une communication sur « l'influence de l'obscuration sur le réflexe de pupilles à la lumière et la pseudo abolition de ce réflexe ». Il disait notamment : « Examinant une jeune femme sujette à des crises d'épilepsie et recherchant chez elle, d'une manière systématique, comme j'ai l'habitude de le faire chez tous mes malades, les divers signes objectifs qui peuvent se manifester dans les affections organiques du système nerveux, je fus frappé par ce fait que les pupilles explorées immédiatement après l'entrée de cette femme dans une pièce sombre, suivant la méthode dont j'ai coutume de faire usage, étaient dilatées et ne réagissaient plus du tout à la lumière. Mais pratiquant une nouvelle exploration quelques minutes après la première, la malade étant restée pendant cet intervalle dans la pièce obscure, je constatais, cette fois, que l'excitation lumineuse provoquait une contraction pupillaire faible, mais nette... L'étude de ce fait et d'autres que je viens de rapporter m'a conduit à me demander si l'obscuration ne serait pas capable de renforcer le réflexe à la lumière, même à l'état normal : or, des expériences faites sur une vingtaine d'individus n'ayant aucun signe d'affection oculaire ni de maladie organique du système nerveux m'ont donné un résultat nettement positif dans la plupart des cas ; il s'agit donc d'un phénomène physiologique facile à vérifier. Pour éviter toute confusion, au risque de répéter ce qui a été déjà dit, je vais indiquer avec précision les conditions qui permettent de mettre ce fait en évidence. L'individu en observation, après avoir eu un œil hermétiquement clos, doit séjourner pendant une demi-heure environ dans un endroit bien éclairé à la lumière du jour ; puis, on le fait passer dans une pièce obscure, et en éclairant latéralement avec une bougie l'œil qui est resté ouvert, on détermine d'abord le degré de la dilatation de sa pupille ainsi que l'intensité de son réflexe à la lumière ; cela fait, on ferme cet œil, on enlève le bandeau qui recouvrait l'autre œil et on examine immédiatement la pupille de ce côté, en employant la même technique que précédemment. Cette comparaison conduit aux conclusions suivantes :

1° L'obscuration renforce le réflexe des pupilles à la lumière et permet de créer artificiellement, chez l'homme normal, une inégalité pupillaire transitoire ;

2° Il existe une perturbation pupillaire, de cause encore indéterminée, qu'on peut dénommer pseudo-abolition du réflexe à la lumière, pouvant prêter à confusion, mais qui, par la possibilité de faire apparaître le mouvement réflexe par un éclairage intensif ou grâce à une obscuration préalable, et par la conservation du réflexe consensuel, se distingue de l'abolition vraie du réflexe à la lumière liée à la méningite chronique syphilitique ».

Une telle constatation nécessite donc l'obscuration préalable, si l'on veut se mettre à l'abri, de toute cause d'erreur dans l'examen du réflexe photomoteur. C'est à cette obligation que répond la forme de la partie corescopique de notre appareil.

Cette forme ne lui est pas particulière : il existe beaucoup d'autres corescopes. On donne ce nom de corescopes ou pupilloscopes à des appareils destinés à examiner la pupille. Ces appareils se composent généralement de deux parties : un système optique comprenant une ou plusieurs lentilles convergentes, servant à amplifier les dimensions pupillaires et une source lumineuse (ordinairement une lampe électrique éclairant l'iris). C'est ainsi que Dupont a fait construire un pupilloscope basé sur le principe suivant : si on augmente d'un côté l'intensité de l'éclairage de la pupille à l'aide d'une source lumineuse placée près de l'œil, l'accommodation ne peut se produire et la contraction pupillaire qui apparaît et qui se manifeste par la contraction consensuelle de la pupille du côté opposé n'est due qu'à l'action lumineuse. L'instrument de Dupont est constitué par un tube, dont une exrémité s'applique sur le bord pupillaire et dans la cavité duquel se trouve une petite lampe électrique, reliée à une pile sèche contenue dans l'appareil.

Il nous est impossible de décrire tous les autres corescopes ; parmi ceux d'entre eux qui paraissent susceptibles d'être employés à la clinique, grâce à leur moindre complexité, on peut citer les corescopes de Poulard, de Krusius, de Hübner, que l'on trouve figurés dans la thèse de Winawer. Celui-ci fut lui-même l'inventeur d'un corescope.

Tous ces appareils répondent d'ailleurs à un seul but : l'observation du réflexe photomoteur considéré en masse. Certains même permettent l'observation de tous les réflexes et mouvements pupillaires. Il faut le dire tout de suite : chez aucun nous ne trouvons, même à l'état d'ébauche, l'indication des idées qui nous ont conduit dans l'établissement de notre réflexomètre et dans nos études ultérieures.

# CHAPITRE III

## Nos Idées

C'est d'un point entièrement nouveau que nous sommes parti pour l'exploration du réflexe photomoteur.

Nous avons cherché non pas seulement à savoir s'il se produirait ou ne se produirait pas, en somme à en faire un examen à l'état statique, mais à en pénétrer le dynamisme, à le suivre en quelque sorte dans son mouvement.

Il est évidemment impossible d'enregistrer dans le temps le mouvement de l'iris qui se contracte sous l'effet d'une excitation lumineuse, cette contraction est de l'ordre de quatre-vingt-cinq centièmes de seconde (Beaunis).

Il ne faut donc pas songer à fixer sur un graphique un mouvement s'effectuant avec une telle rapidité.

Mais il nous est possible de raisonner autrement.

L'iris, sous l'influence d'un éclairage d'intensité donnée, se contractera de façon à donner à la pupille une ouverture déterminée, *proportionnelle* à cette intensité lumineuse.

Le terme de *proportionnelle* est important à considérer en l'espèce. En effet, l'ouverture initiale de la pupille, avant toute excitation lumineuse, pouvait être plus ou moins grande, se rapprochant de l'extrême dilatation ou mydriase, ou tendant vers l'extrême contraction ou myosis.

Cet état initial dépend non seulement de l'état lumineux ambiant, mais d'autres conditions : pour n'en citer que quelques-unes, l'âge, par exemple, donnera une ouverture pupillaire faible tendant vers le myosis ; ou même l'état général du sujet, et c'est ainsi que nous démontrerons plus loin que l'état de fatigue nous a paru diminuer l'ouverture pupillaire.

Par conséquent, une excitation lumineuse portant sur une pupille déjà plus ou moins large ne lui fixera une dimension, une *ouverture secondaire*, que proportionnelle à son état d'ouverture *primaire*.

Sur une pupille de 4 millimètres de diamètre, une excitation d'intensité moyenne amènera le diamètre pupillaire vers 3 millimètres, par exemple.

Si l'on a affaire à une pupille de 7 millimètres, on obtiendra avec la même luminosité une contraction de 2 millimètres et la pupille prendra un diamètre de 5 millimètres. Si, par contre, on a une ouverture initiale de 2 millimètres, c'est vers 1 millim. $\frac{1}{2}$ que se trouvera l'ouverture sous la même excitation.

En somme :

| | | | |
|---|---|---|---|
| Premier cas ......... | 4 | 3 | = 1 |
| Deuxième cas ...... | 7 | 5 | = 2 |
| Troisième cas ...... | 2 | 1 $\frac{1}{2}$ | = $\frac{1}{2}$ |

On voit donc que la valeur absolue d'une pupille sous la même intensité lumineuse est très variable. Ce phénomène se démontre facilement avec notre appareil.

Cette valeur absolue est donc peu intéressante à considérer, tout au moins en ce qui nous occupe : le dynamisme du réflexe photomoteur. Par contre, la valeur relative de l'ouverture pupillaire-secondaire par rapport à son ouverture primaire, est infiniment plus féconde en renseignements. Nous le verrons en poussant plus avant.

Ceci dit, qu'est-ce que le réflexe photomoteur ? Peu importe ce qu'il est physiologiquement, encore une fois nous ne recherchons pas à en pénétrer l'essence même, mais en regardant la pupille purement et simplement avec nos yeux, nous pouvons dire, et le vulgaire le dira comme nous, que lorsque l'excitation lumineuse agit, la pupille, sous l'influence de la contraction de l'iris, passe d'une position de dilatation X à une position de contraction X'. Dans l'obscurité, elle se dilate suivant un maximum (qui, répétons-le, n'est pas le même pour toutes les pupilles) et sous l'action d'une lumière intense elle tend à prendre la position de contraction maxima qui lui est propre.

Entre ces deux positions, elle en a parcouru un certain nombre d'autres par lesquelles elle a passé d'ailleurs sans arrêt et qui se succédant rapidement nous ont donné l'impression (non hallucinatoire, certes) d'un mouvement continu.

Or, il est de notion courante que toujours un mouvement continu peut s'inscrire sur un graphique si l'on tient compte à la fois de ses positions dans l'espace et le temps.

Les positions de la pupille dans l'espace sont facilement déterminées par la valeur de son diamètre. Pour ce qui est du temps, nous avons déjà dit qu'il nous était impossible d'y songer, car il était trop court pour être décomposable par des moyens humains. D'ailleurs, depuis qu'on a démontré sa relativité, on peut prendre avec lui pas mal de libertés, par exemple celle de n'en pas tenir compte.

Il fallait pourtant dans la règle du jeu que nous obtenions une série de paliers où, en arrêtant le mouvement de la pupille, nous puissions en mesurer confortablement le diamètre.

Il nous a paru très simple alors de considérer qu'en faisant varier l'intensité lumineuse nous obtenions quelque chose de tout à fait analogue à la contraction pupillaire sous l'action d'un éclairage d'intensité invariable.

En passant progressivement d'un éclairage aussi faible que possible à un éclairage aussi fort qu'il se peut, on provoque à la pupille un mouvement proportionnel dirigé de la mydriase vers le myosis. En somme, un mouvement comparable à celui qui se produit en passant brusquement de l'obscurité à la lumière.

Mais alors, précisément, nous pouvons décomposer en paliers d'arrêt la marche progressive de notre éclairage et, comme à chacun de ces arrêts la pupille occupe une position proportionnelle à l'intensité de l'éclairage, il nous est facile de décomposer son mouvement en une série de positions principales successivement occupées et successivement observables.

En résumé, en regard d'intensités lumineuses toujours les mêmes, nous avons des diamètres pupillaires toujours proportionnels.

Prenons un exemple : nous allons augmenter notre éclairage progressivement en nous arrêtant à des intensités arbitrairement choisies et avec lesquelles nous mesurerons le diamètre pupillaire. Il nous est facile d'espacer à peu près également en valeur ces intensités en nous servant d'une lampe électrique montée sur un rhéostat. En séparant chacune des positions du contact par des valeurs égales, nous obtiendrons des intensités séparées par des intervalles sensiblement égaux.

| Intensités | Diam. pupillaire en mm. |
|:---:|:---:|
| 25 | 3,7 |
| 30 | 2,9 |
| 35 | 2,5 |
| 40 | 2,2 |
| 45 | 1,10 |
| 50 | 1,9 |

En passant d'une intensité 25 à une intensité 50 nous avons obtenu une contraction de la pupille qui partie de 3 millim. 7 est descendue à 1 millim. 9. Il nous est facile dès lors de représenter ce mouvement par la courbe figure I.

On comprend que si nous pouvons représenter le mouvement de la contraction pupillaire par une courbe, il nous est possible d'enregistrer le réflexe photomoteur, de l'étudier physiologiquement et peut-être alors d'en constater les modifications pathologiques.

Et c'est ainsi que naturellement se divise notre thèse :

1° Enregistrement, c'est-à-dire l'appareil ;

2° Etude physiologique, c'est-à-dire manière de s'en servir ;

3° Existe-t-il des altérations pathologiques de ce mouvement, c'est-à-dire résultats ?

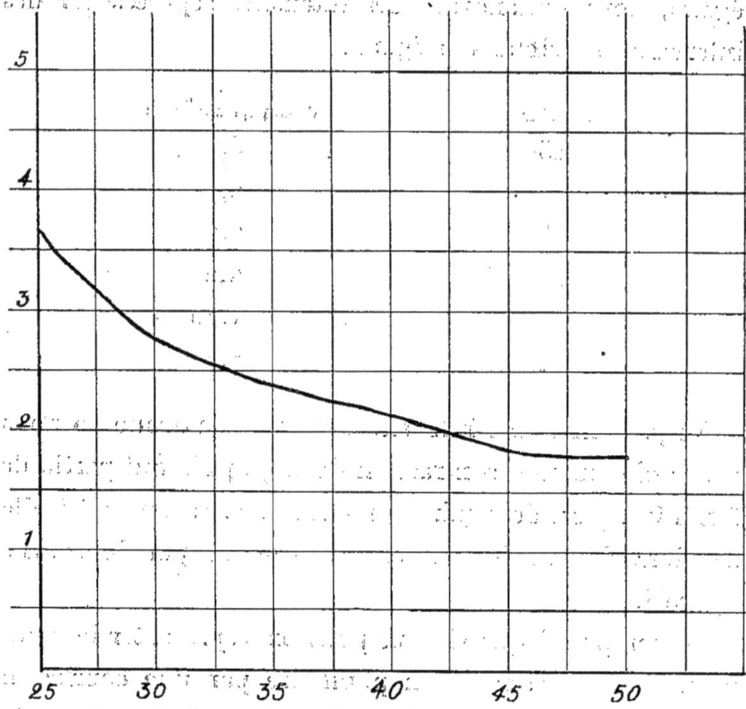


FIGURE I

# L'APPAREIL

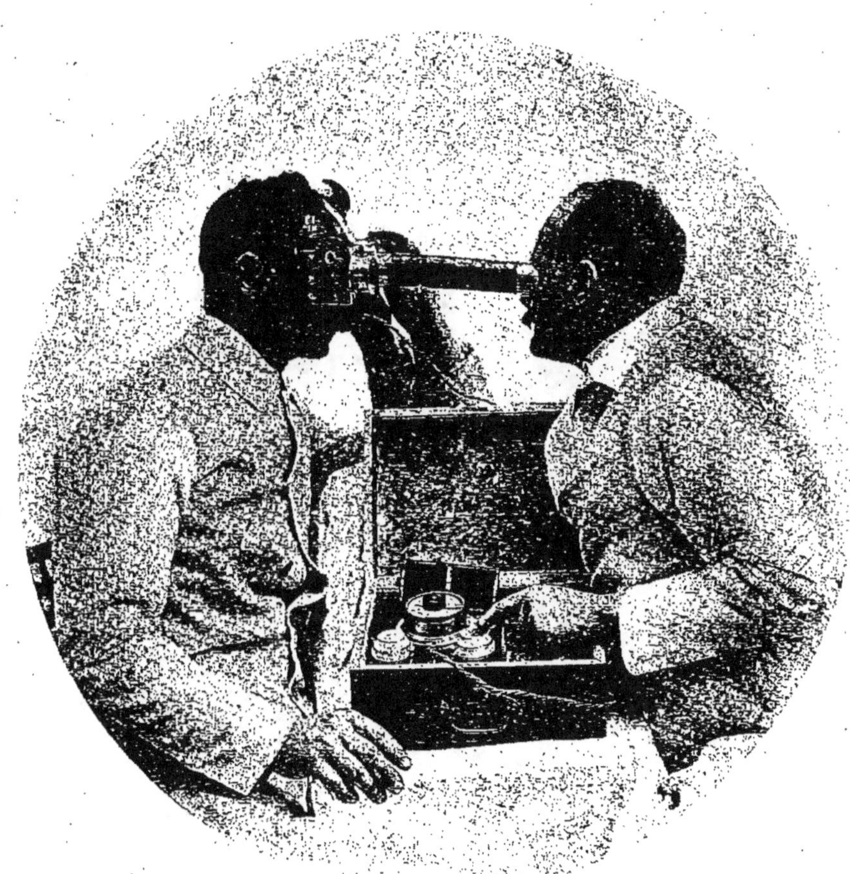

CHAPITRE IV

# Description de l'Appareil

A la séance de la Société de Biologie du 22 mai 1922, mon ami Kofman et nous présentions le réflexomètre en ces termes :

« Le but que nous nous sommes proposés dans la réalisation de notre appareil fut de nous permettre d'enregistrer, au moyen d'un graphique, l'ensemble de la réaction pupillaire à la lumière blanche.

Jusqu'à présent, les différents auteurs se sont surtout préoccupés de rechercher les meilleures conditions d'observation du réflexe photomoteur et se sont bornés à établir les diamètres d'une pupille normale ou pathologique, sans essayer de tenir compte des variations successives dans l'éclairage.

L'intérêt de notre méthode est de pouvoir noter les dimensions de la pupille avec un éclairage d'intensité variable, qui peut passer par toute la gamme de l'obscur au clair, tout en pouvant obtenir, à un moment quelconque, une intensité toujours comparable. Ainsi, les résultats peuvent être facilement représentés en une courbe qui doit être théoriquement toujours semblable à elle-même, chez l'homme normal, s'il est vrai qu'à toute excitation lumineuse la pupille réponde proportionnellement.

L'appareil présente deux parties, la première servant à l'enregistrement du diamètre pupillaire, la deuxième permettant de donner des éclairages progressivement variables.

La première partie est réalisée par un pied à coulisse portant deux aiguilles verticales, situées dans le plan frontal de l'œil avec une chambre noire de petite dimension, s'adaptant entièrement sur les pourtours orbitaires. L'éclairage est donné par deux lampes de 2,5 volts, placées dans la chambre noire à 45° en bas et en dehors de chaque axe visuel. La source est fournie par une batterie de piles ou un petit transformateur Férix quand on dispose du courant alternatif. Les variations d'intensité sont obtenues avec un rhéostat dont on peut progressivement faire varier la résistance.

L'observation est alors aisée et la lecture du diamètre pupillaire et de l'intensité lumineuse correspondante se fait instantanément par les graduations préalables portées sur le tambour du système mensurateur et le rhéostat.

L'accommodation du malade est supprimée parce que le système mensurateur est placé dans la chambre noire, à 1 centimètre au plus devant chaque œil.

En regardant devant lui et dans le noir, il peut donner à l'opérateur une indication très précieuse. Quand les aiguilles du système mensurateur lui paraissent tangentes, il se trouve qu'elles ont, en réalité, un écartement égal au diamètre pupillaire, réalisant ainsi le principe du pupillomètre de Robert Houdin fils. Dans ces conditions, on obtient des approximations à 2/12 de millimètres près.

Tel quel, notre exposé est complet. Il nous paraît inté-
ressant d'en développer les passages concernant chacune
des parties de l'instrument, afin d'en exposer plus complètement les détails et le fonctionnement.

En résumé, notre réflexomètre est composé de deux
appareils : l'un destiné à enregistrer les variations du
diamètre pupillaire que nous pouvons appeler le système
optique, l'autre producteur d'une lumière électrique à
intensité variable au gré de l'observateur; en somme nous
le nommerons système d'éclairage.

## Système Optique

Cette partie de l'appareil est nécessairement formée de
deux parties : l'une, instrument d'observation du réflexe
photomoteur ; l'autre, instrument de mensuration du
diamètre pupillaire.

Ces deux parties fonctionnent naturellement de
concert, mais la clarté de l'explication souffrirait de leur
description synthétique. Nous les disjoindrons donc pour
la commodité de l'exposition :

### I. — Instrument d'observation

Nous avons dit plus haut ce qu'était un corescope. Il est
bon que nous revenions quelque peu sur la question.
Quelles sont les conditions exigées par les auteurs et
notamment par Babinski pour l'observation correcte du
réflexe photomoteur ?

1° Que le malade soit soustrait à la lumière du grand
jour, placé dans la pénombre ou mieux dans l'obscurité,
qu'il subisse en somme une obscuration momentanée
pour que son iris n'éprouve pas la sidération habituelle
que produit l'éclairage intense ;

2° Que le malade n'accommode pas, c'est-à-dire que son regard ne soit pas sollicité par un objet placé à moins de 5 mètres.

Un corescope régulier devra donc réaliser ces deux conditions : l'obscuration, la suppression de l'accommodation.

La plupart des inventeurs de corescopes ont résolu la difficulté par l'emploi de la chambre noire. Il va sans dire que l'observation est ainsi réalisée, mais, de plus, dans l'obscurité, le malade n'a pas tendance à accommoder s'il reste calme et regarde devant lui.

Cette partie de l'appareil n'est pas différente d'un corescope ordinaire. Nous observons en effet à travers une chambre noire.

Cette chambre est réalisée par une boîte en aluminium nickelé, de dimensions relativement restreintes, $13,5 \times 7 \times 7$ centimètres, facilement portative parce que très légère.

Elle s'applique par sa base sur le visage du sujet. Les courbures de cette surface basale furent particulièrement étudiées par notre constructeur pour correspondre à la moyenne des contours du massif osseux facial de l'adulte. Elle emboîte très exactement le pourtour des orbites et prend un solide point d'appui sur les pommettes. La coalescence est augmentée encore par une bordure de remplissage qui, dans l'appareil dont nous nous servons, est en peluche.

Il faut reconnaître que le choix de cette bordure n'est pas heureux au point de vue hygiénique ; destinée à être promenée d'un visage à l'autre, cette base devrait être bordée d'une matière facilement désinfectable. Nous son-

geons à la remplacer par un ajustage de caoutchouc
analogue à celui qui entoure la base des masques d'anes-
thésie, comme dans l'Ombrédanne, par exemple. Ceci
n'est d'ailleurs qu'un détail, car nous avons pour habitude, en opérant, d'isoler le visage du sujet par une com-
presse de gaze.

Mais on comprend qu'ainsi l'obscuration est faite au
maximum. Un serre-tête partant du front vers l'occiput
maintient la chambre noire en position.

La surface qui est tournée vers l'obscurateur est munie
de deux orifices de 4, 5 centimètres de diamètre qui
découvrent les yeux du sujet. Pendant l'observation,
l'orifice correspondant à l'œil sur lequel on n'opère pas
est couvert d'un bouchon de métal, l'œil observé est vu à
travers un tube de même diamètre que l'orifice de la boîte
et long de 3o cm. C'est à l'autre bout que l'observateur
place son œil, et cette extrémité est pareillement incurvée
de façon à s'adapter exactement au pourtour de l'orbite
de celui-ci. Dans la boîte, une cloison médiane en bourre
comprimée contribue encore à l'isolement de chacun des
deux yeux. L'obscuration est donc parfaite pendant tout
le cours de l'expérience.

On comprend dès lors combien il est facile d'observer
les pupilles séparément, chaque œil étant effectivement
isolé dans l'obscurité.

## II. — Instrument de mensuration

Si nous avions voulu obtenir une mesure exacte du
diamètre pupillaire, si en somme la valeur absolue de la
dimension de la pupille nous eût intéressé, il nous aurait
fallu forcément employer un dispositif analogue ou iden-

tique à un des nombreux pupillomètres employés depuis longtemps.

Mais, comme nous le répétons, c'est une valeur relative que nous voulions obtenir, une valeur qui pût prendre place entre les deux valeurs précédente et suivante des diamètres pupillaires. En conséquence, peu importait une erreur dans l'appréciation de cette mesure, à condition qu'elle fût assez légère pour ne pas désorganiser l'allure générale de la courbe à obtenir.

Cette notion, posée en principe dès le début de nos recherches, nous facilitait donc beaucoup, en nous donnant une certaine latitude dans le choix de notre dispositif de mesure. Elle permettait notamment de viser à la simplicité, d'alléger l'ensemble et de rester dans la vraisemblance.

C'est le principe du pied à coulisse que nous avons adopté.

Deux aiguilles métalliques assez résistantes pour ne pas se tordre sous le choc sont montées sur une vis micrométrique qui sert à les éloigner ou à les rapprocher suivant le besoin. Ces aiguilles se présentent verticalement devant chaque œil et, ainsi placées à chacun des bouts du diamètre pupillaire à mesurer, leur écartement en fixe les dimensions.

La vis micrométrique traverse la chambre noire et actionne deux paires d'aiguilles, une pour chaque œil. A la droite de l'observateur un bouton placé sur l'un des côtés de la boîte permet de donner le mouvement et de l'autre côté une aiguille, montée sur l'arbre de la vis, se déplace sur un cadran gradué où l'on peut lire la valeur du diamètre pupillaire.

La graduation est faite en 1/12 de millimètres ; elle nous fut imposée au cours de la construction, pour des raisons d'ailleurs purement mécaniques et sur lesquelles nous n'insisterons pas, car elles ne présentent aucun intérêt pratique.

Il suffit qu'on veuille bien l'adopter comme nous l'avons fait et donc qu'on veuille bien accepter d'écrire comme dans nos schémas 3,10 millimètres ou 4,11 millimètres, par exemple.

3 ; 3,1 ; 3,2 ; 3,3 ; 3,4 ; 3,5 ; 3,6, etc.

Enfin, tout le système peut être entraîné en masse par une poussée très légère dans un mouvement de translation parallèlement à son axe, ce qui facilite beaucoup le centrage sur la pupille.

Par sa position à l'intérieur de la chambre noire, l'appareil de mensuration se trouve environ à 2 centimètres devant l'œil observé. Placé en deçà du punctum remotum il n'incite pas à l'accommodation.

A l'article Pupillométrie, de l'Encyclopédie française d'Ophtalmologie, t. III., p. 810, nous trouvons un gros reproche à ce système de mesure.

L'auteur écrit « Un certain nombre de pupillomètres consistent en une règle divisée qui porte des curseurs destinés à être mis chacun à l'un des bouts du diamètre pupillaire à mesurer. Les petits mouvements rapides de l'œil observé et la parallaxe rendent les chiffres obtenus avec ces instruments moins exacts que ceux qu'un observateur habile obtient avec la filière classique ».

Or, un sujet moyennement nerveux arrive facilement à immobiliser son œil pendant le temps très court nécessaire à la mesure. Quant à l'erreur due à la parallaxe, si l'on songe que nous observons à une distance de 3o centimètres, on peut théoriquement supposer qu'elle est relativement très faible, surtout que, grâce au mouvement de translation du système mensurateur, nous pouvons relativement bien centrer nos aiguilles.

Enfin, pratiquement, qu'il nous suffise de dire que nous n'avons jamais obtenu une erreur de plus de 1/12 et rarement de 2/12 de millimètres entre deux mensurations du même diamètre, faites à quelques minutes d'intervalle pour éluder à tout jamais le reproche qu'il nous a paru consciencieux de citer. Une pareille erreur est insignifiante sur une mesure qui, dans la majorité des cas, s'étend sur 2 millimètres à 2 millim. $\frac{1}{2}$ et, d'ailleurs, dans l'ensemble de la courbe, elle est à peine perceptible.

L'appareil de mesure présente, de plus, cet avantage qu'il permet un contrôle dans l'observation. Ce contrôle est, en effet, exercé par le sujet lui-même qui a la possibilité de pratiquer sur lui-même une automensuration.

Le prinicpe est d'ailleurs connu depuis Badal et utilisé par lui en pupillométrie. Sulzer le démontre ainsi :

« Dans un œil emmétrope ou rendu tel, les cercles de diffusion produits par deux points lumineux placés près de l'œil, dont la distance est égale au diamètre pupillaire, se touchent, sont tangents. Dans la figure suivante, A et B sont deux petites ouvertures dont la distance est égale au diamètre pupillaire pp' de l'œil E. Cet œil étant emmétrope, et à l'état de repos son dioptre formera, des deux points A et B, des images situées en arrière de la rétine au plan conjugué de A B par rapport au dioptre de l'œil E

soient a et b, ces deux images. Celle du point A se forme
selon l'axe secondaire A N a, celle du point B selon l'axe
B N b.

Dans les rayons lumineux qui émanent de A, la pupille
de l'œil E découpe un cône qui pénètre dans l'œil E. Ce
cône est évidemment limité par les rayons qui vont du
point A au bord pupillaire ; dans la section que représente
la figure, ces rayons sont représentés par A p et A p'.

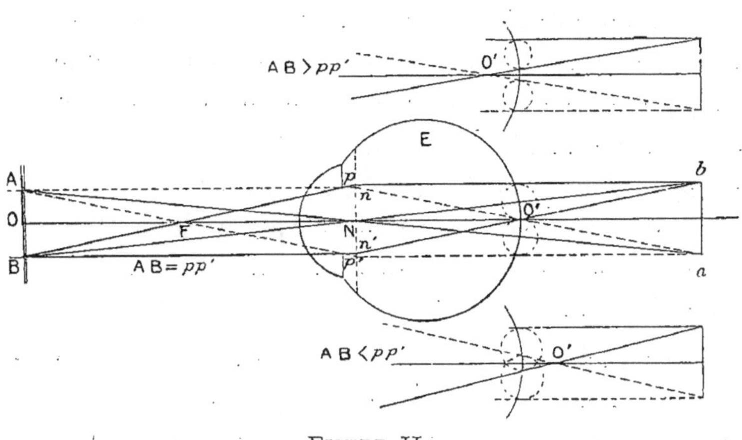


FIGURE II

Les rayons correspondants pour le point B sont Bp' et
Bp.

Puisque AB est égal à pp', les rayons Ap et Bp', parallèles entre eux et parallèles à l'axe optique principal OO'
de l'œil E, passeront par le foyer principal O' de l'œil
emmétrope E. En traçant les rayons AF et BF qui passent
par le foyer antérieur de l'œil E et qui seront rendus parallèles à OO' après réfraction, on trouve a et b images de
A et B.

Chaque fois que les deux points lumineux seront séparés par une distance égale au diamètre pupillaire, les

rayons Ap et Ap' seront parallèles à l'axe principal de l'œil qui fixe le point O, quelle que soit la distance qui sépare les deux points de l'œil.

Si ces deux points sont très éloignés, les cercles de diffusion seront très petits, les points a et b étant très rapprochés de la rétine et les axes secondaires Aa et Bb étant très rapprochés de l'axe principal OO', mais les cercles de diffusion restent tangents en O'.

Quand la distance des deux points lumineux A et B est plus petite que le diamètre pupillaire, les rayons Ap et Bp' qui limitent les deux cônes lumineux seront divergents, par rapport à l'axe principal OO' ; ils se rencontreront donc dans un point situé en arrière de la rétine de l'œil et les deux cercles de diffusion, que la rétine découpe dans ces deux cônes empièteront l'un sur l'autre au lieu d'être tangents.

Si, au contraire, la distance AB est plus grande que le diamètre pupillaire pp', les rayons Ap et Bp' seront convergents, et ils se réuniront en avant de la rétine qui découpera dans les deux cônes lumineux des cercles de diffusion, lesquels seront séparés l'un de l'autre par un interstice de la couleur du fond qui porte les deux trous, origine des deux cônes lumineux. »

Tel est le principe des pupillomètres de Badal, Sulzer, Javal, R. Houdin fils. Les deux trous, dans l'expérience de Badal, sont infimes, de la valeur de deux trous d'épingle piqués dans une carte de visite. Ils sont en quelque sorte considérés comme deux sources lumineuses. En effet, pour être exacte, cette expérience doit être faite avec deux très petites gouttelettes de mercure, disposées sur du velours ou du papier noir.

Ne pouvons-nous concevoir que les deux aiguilles de notre pied à coulisse, placées devant l'œil, sont formées d'une infinité de sources lumineuses de ce genre et donnant toutes des cercles de diffusion ? — C'est ce qui arrive en réalité, le sujet, sur le fond noir de la chambre, aperçoit deux raies lumineuses verticales, très floues, qui sont les images des aiguilles dont chaque point donne des cercles de diffusion. Il lui suffira d'être très moyennement intelligent pour les suivre dans leur marche et d'indiquer le moment où elles se toucheront sans empiéter l'une sur l'autre. Ce moment correspondra théoriquement à celui où l'observateur verra les deux aiguilles tangentes aux deux bouts du diamètre pupillaire. Pratiquement, c'est ce qui arrive à $1/12$ de millimètre près, quelquefois moins.

Evidemment, si le sujet est trop fortement amétrope, ce dernier procédé est peu utilisable, parce qu'il faudrait observer la pupille à travers les verres correcteurs. Il n'est pas moins vrai que très souvent nous avons pu nous servir en matière de contrôle de cette précieuse indication.

### Système d'éclairage

Nous serons forcément très bref sur sa description. Il ne présente, en effet, aucun détail important de construction.

Nous avons cherché à obtenir nos mesures avec une lumière d'intensité moyenne, de façon à éviter à notre tour la sidération de l'iris.

La lampe électrique de poche est l'instrument habituel dont on se sert dans les services pour l'examen du réflexe photomoteur. Elle a l'avantage de fournir une lumière d'intensité suffisante qui n'éblouit pas le sujet.

Nous nous sommes servi de ces sortes de lampe que l'on trouve facilement dans le commerce et dont le remplacement est facile en cas d'accident. Elles fonctionnent sous une différence de potentiel de 2 volts 5, il est donc facile de trouver une force électrique capable de les actionner sous un petit volume.

Notre constructeur a monté l'appareil dont nous nous servons sur deux piles sèches. Ces piles sont placées simplement dans la boîte qui contient le reste de l'appareil. Nous pouvons ainsi nous transporter facilement d'un service dans un autre sans nous inquiéter de la qualité du courant qui nous serait fourni par une source étrangère.

Mais dans une ville où l'on peut avoir à la disposition le courant alternatif sous 110, 120 volts et où les conducteurs de courant continu ne viennent pas s'intriquer dans le même hôpital ou le même appartement avec ceux de l'alternatif, en somme là où aucune erreur n'est à craindre, il semble encore plus commode de faire monter l'appareil sur un de ces petits transformateurs, système Ferrix, que l'on trouve maintenant chez tous les électriciens et qui sont destinés à monter des sonneries électriques à fonctionnement constant. Les villes tendent de plus en plus à adopter le courant alternatif ; peu à peu on le voit remplacer le courant continu et, bientôt, croyons-nous, on pourra bénéficier de cet avantage.

Mais les piles suffisent amplement. A notre appareil, nous avons les mêmes depuis deux ans et demi et notre éclairage ne s'est pour ainsi dire pas modifié. C'est tout au plus si depuis un mois ou deux nous nous apercevons que la moyenne de nos graphiques s'est élevée de moins d'un $\frac{1}{2}$ millimètre. Leur forme générale, d'ailleurs, n'en souffre nullement, nous observons simplement une pupille moins éclairée.

Il nous semble donc prudent de changer nos piles afin de rester dans la vérité ; ce changement s'effectuera des plus aisément dès qu'on le voudra. En principe, retenons que cette modification devra se faire tous les deux ans.

L'éclairage obtenu, il nous restait à en faire varier l'intensité pour obtenir des valeurs pupillaires différentes.

L'adaptation d'un rhéostat gradué nous fut donc imposé par notre appareillage. Il est du principe de tous les rhéostats, sa forme circulaire fut nécessitée par le manque de place. Il repose sur le plateau qui recouvre les piles et le curseur a la forme d'une aiguille qui, par sa pointe, indique les repères numérotés. Le numérotage des repères fut purement arbitraire, il ne correspond à aucune valeur électrique. Le constructeur a simplement divisé le rhéostat en portions égales entre elles. Il les a numérotées de 10 en 10 depuis la plus grande résistance, celle où le courant ne passe pas, 0, jusqu'à la moins grande, celle où le courant passe directement des piles vers les lampes, soit le 50. A ce moment, l'éclairage a toute son intensité, il fonctionne alors sous une différence de potentiel de 2,5 volts.

On comprend donc combien il sera facile de décomposer en paliers la luminosité fournie à l'œil. L'arrêt du rhéostat à la moitié de sa course, soit 25, fournira un éclairage exactement de moitié de l'intensité totale. Si nous l'arrêtons à 40, nous emploierons donc les 4/5 de la luminosité totale.

En somme, dans les trois conditions de l'expérience : obscuration, éclairage, pupille, les deux premières res-

tant constantes, les variations de la troisième sont enre-
gistrables et peuvent ère comparées entre elles. C'est ce
que nous voulions obtenir.

Un dernier détail reste à considérer, c'est le montage
des lampes dans la chambre noire. Il nous fallait éclairer
l'iris sans influencer son accommodation et, de plus, pouvoir observer commodément sans être gêné par l'éclat de
la lampe.

Après bien des tâtonnements, nous avons fini par con-
clure que la meilleure position de la lampe était à 45° en
dehors et en bas de l'axe principal de vision. Les avanta-
ges de cette disposition sont multiples : tout d'abord, la
lampe ainsi placée ne gêne pas la vue, elle se trouve en
dehors de l'axe visuel de l'observateur et placée nécessairement dans l'angle rentrant que forme la boîte par rapport à la direction perpendiculaire du tube d'observation;
elle se trouve entièrement masquée pour l'observateur.

Celui-ci se trouve ainsi dans la même situation que les
spectateurs d'un théâtre qui, de la salle obscure, contem-
plent la scène éclairée brillamment.

De plus, le sujet lui-même est bien moins ébloui que
s'il l'avait en face, frappant directement la macula. Nous
avons adopté, toutefois, la position inférieure au plan de
l'axe visuel principal parce qu'en haut la paupière supérieure eut formé un écran trop important. C'est d'ailleurs
le principe suivi partout de rechercher le réflexe photomoteur par un mouvement rapprochant la lumière de bas
en haut.

Enfin et surtout, placée en face de l'œil, la lumière eut
sollicité l'attention du sujet, provoqué son accommodation et gêné les mesures, en introduisant dans le gra-

phique une contraction de la pupille étrangère au réflexe photomoteur pur. Cette dernière explication donnée, nous pensons avoir tout dit quant à la description de notre système d'éclairage. Voire, avons-nous terminé, celle de notre appareil tout entier.

C'est ce que nous aurons fait quand nous aurons dit que deux boutons placés sur le couvercle de la loge des piles, près du rhéostat, servent à donner ou à supprimer la lumière par une simple pression, comme dans une sonnerie électrique. Le bouton, placé à la droite de l'observateur, actionne la lampe du côté de l'œil gauche, celui placé à la gauche donne le courant vers l'éclairage de l'œil droit. L'ajustage complet, piles, appareil optique, serre-tête et fils, est contenue dans une boîte genre cassette, munie d'une manette portative, fermable à clef, faite en bois clair et doublée intérieurement d'un tissu pelucheux ou de velours, au choix, qui donne à l'ensemble un aspect véritablement élégant. Nous ne pouvons qu'en remercier notre constructeur qui trouvera ici l'expression de notre gratitude pour l'habileté et la sûreté mécanique avec lesquelles il a exécuté nos indications.

# LA MANIÈRE DE
## S'EN SERVIR

# CHAPITRE. V

# Manuel opératoire

## Manuel opératoire d'une mensuration

Avant de commencer l'exposition de cette partie importantte, il est nécessaire d'attirer l'attention sur le fait suivant : c'est que la seule précaution à prendre pour effectuer une mesure est la réalisation de l'obscuration parfaite.

Il est bon, par exemple, de ne pas examiner d'emblée, même avec la chambre noire, un sujet qui arrive de la grande lumière. A ce moment, ses pupilles ont subi une sidération qui fausse les résultats d'une manière certaine. A la vérité, si l'on n'a pas dans ce cas la suppression complète du réflexe, tout au moins la pupille présente-t-elle une certaine difficulté à restreindre son diamètre et une limitation nette dans l'amplitude du mouvement. Bien souvent nous avons pu faire cette constatation et remarquer que les chiffres notés lors de la première mesure étaient très différents de ceux de la seconde effectuée quelques minutes après.

Au moment de cette deuxième mesure, nous avons constaté que les pupilles étaient souvent plus dilatées (ce qui est tout à fait naturel), mais surtout qu'elles répondaient à l'excitation par une contraction beaucoup plus ample, allant parfois jusqu'au double de la première fois. Alors aussi disparaissaient de fausses modifications que nous croyons pathologiques ou bien apparaissaient mieux certains troubles légers augmentés par l'accentuation de l'amplitude générale du phénomène.

En conséquence, donc, la sagesse sera de laisser reposer à la lumière adoucie de l'appartement le sujet qui arrive du grand jour ; la question d'ailleurs ne se posera plus pendant les jours sombres de l'hiver ou lorsque le malade a stationné déjà depuis quelque temps dans le clair obscur recueilli de la salle d'attente.

Cette élémentaire précaution prise, l'observation pourra dès lors se faire suivant les règles que nous allons maintenant indiquer.

*Position du sujet.* — Assis commodément en face de l'observateur sur une chaise, il se tiendra droit et regardera en face de lui. Il sera bon de le placer à proximité de la table où sera déposé l'appareil ou du dossier d'une autre chaise, pour qu'à l'occasion il puisse s'y appuyer du coude et soutenir ainsi l'appareil devant ses yeux.

Il arrive assez souvent qu'avec des malades pusillanimes ou craignant la moindre fatigue, ceux-ci se plaignent du poids excessif de l'appareil et d'être gênés au niveau de son point d'appui nasal. En vérité, l'appareil tout monté pèse 870 grammes et encore est-il retenu par le serre-tête qui en diminue beaucoup la pesée en avant. La plupart des malades du sexe masculin ne s'en plaignent pas. Mais certains sont plus inquiets ; les femmes, il est vrai, se fatiguent plus vite ; enfin, comme l'examen peut se prolonger, il vaut mieux se prémunir contre l'énervement du malade et éviter ainsi des causes d'erreur dues à la fatigue ou à la douleur.

Si donc le malade se plaint, nous l'inviterons à soutenir lui-même l'appareil avec un de ses bras appuyé par le coude.

*Position de l'opérateur.* — Celui-ci se placera en face de son observé, il s'assoiera lui aussi commodément pour éviter la fatigue et partant l'énervement; d'autant qu'avec un sujet indocile l'examen peut être rendu plus difficile par les mouvements intempestifs de celui-ci et allongé par la nécessité de reprendre certaines mesures pour les vérifier.

C'est à ce moment qu'on pourra expliquer au sujet ce que l'on attend de lui.

Tout d'abord, on lui demandera de regarder au loin, dans le vague, d'éviter de faire des efforts pour voir ce qui se passe à l'intérieur de la boîte, en somme d'éviter d'accommoder. A un homme, on peut dire simplement : « Regardez à quinze pas. » S'il a fait son service militaire, il comprendra facilement, et on le verra prendre naturellement ce regard vague et béat qui caractérise une troupe au garde à vous.

C'est la position rêvée pour l'examen que nous allons faire. Avec d'autres, l'explication sera moins vite comprise ; on leur dira de regarder au loin, comme s'ils devaient chercher à voir derrière la tête du médecin, et pendant tout le cours de l'examen il sera bon de répéter plusieurs fois cette invitation.

Il est, en effet, de la plus haute importance de se mettre à l'abri d'une accommodation brusque qui, se produisant au milieu du graphique, y apporterait un trouble considérable et une cause d'erreur certaine. Un peu d'habitude aidant, on se rend d'ailleurs facilement compte du moment où le sujet accommode, il suffit de répéter son ordre pour que la pupille reprenne son diamètre normal.

On lui expliquera encore la manière dont il devra nous aider par son auto-correction. Devant lui, on fera manœuvrer les aiguilles du pied à coulisse, on les amènera au contact l'une de l'autre et on lui dira qu'il nous prévienne dès qu'il les verra se toucher ainsi ; on lui demandera de dire « halte ! », par exemple, à ce moment. Il faudra l'avertir qu'il les apercevra très floues et que tout en suivant leur rapprochement, il devra s'efforcer de regarder dans le vague comme s'il fixait un objet à quinze pas.

Cette manœuvre demande un peu de psychologie, avec un sujet trop émotif ou légèrement « *minus* », il est en effet inutile de compter sur les indications et l'on se résoudra à ne se baser que sur ses propres moyens d'observation. Mais avec des sujets d'intelligence très moyenne, nous avons pu facilement faire ainsi de très bonnes mesures et pratiquement d'avoir des résultats concordants à bien peu de choses près. Dans ces cas, dès les premières mesures, le sujet se rend très vite compte de ce qu'on lui demande et l'aide qu'il apporte est inappréciable.


*Mise en place de l'appareil.* — Elle se fait avec une très grande facilité. Le serre-tête est passé au-dessus du crâne et dès qu'il a pris son point d'appui occipital, l'appareil se trouve immédiatement en place.

C'est alors qu'on s'aperçoit de la gêne qu'il donne au sujet et qu'on peut l'inviter à le soutenir, si besoin est, en plaçant soi-même le bras en bonne position de soutien, tout en lui recommandant de ne pas soulever ou incliner l'appareil.

On calmera toute inquiétude en l'assurant de l'innocuité totale de l'opération qui n'est qu'une simple mesure et n'a aucun but opératoire. Il arrive, en effet, que d'aucuns appréhendent une douleur imaginaire.

La boîte contenant les commandes d'éclairage est placée à portée de la main. L'opérateur peut lui-même de la gauche donner le courant, cependant que de la droite il actionne la vis micrométrique. C'est la position indiquée dans la photographie reproduite ci-contre. Il est préférable d'occuper le malade à cette manœuvre en lui plaçant la main sur le bouton de commande et en lui recommandant d'appuyer constamment tant qu'on ne lui dira pas de cesser.

De cette façon, l'observateur garde ses deux mains libres et avec la main gauche il soutiendra la chambre noire en la maintenant en bonne position. Il évitera ainsi les mouvements intempestifs du malade. Tous les sujets sont en général capables de faire ainsi ce qu'on leur demande.

*Manœuvre préliminaire à la mensuration.* — Il est bon alors de donner un éclairage d'intensité moyenne, l'aiguille du rhéostat placée par exemple sur le 40, pour observer une première fois l'ensemble de la contraction pupillaire.

La coloration et la forme de l'iris sont facilement mises en évidence par cet éclairage latéral ; la conformation de la pupille est notée, ainsi que ses principales anomalies, ses mouvements normaux ou anormaux : hippus physiologique ou pathologique, dilatation secondaire, persistance de la contraction. De plus, à ce moment le malade se rend compte de la manœuvre générale, calme ses inquiétudes, apprend à reconnaître la position des aiguilles et s'exerce à signaler leur coalescence tout en évitant d'accommoder. C'est alors aussi que l'observateur doit corriger ses tentatives d'accommodation et effectuer avec son aide quelques essais de mensuration.

*Manière de mesurer le diamètre pupillaire.* — On place l'aiguille du rhéostat à la limite inférieure de perception lumineuse à l'éclairage le plus faible sous lequel l'observation de la pupille devient possible. Personnellement, nous commençons à pouvoir effectuer la première mesure lorsque l'aiguille du rhéostat se trouve à la graduation 25. On donne alors la lumière et, avec un peu d'attention, on cherche à distinguer les bords pupillaires.

Ceci fait, par le bouton de la vis micrométrique on actionne les aiguilles du pied à coulisse dans le sens du rapprochement. En procédant doucement, on arrive peu à peu à les placer aux deux extrémités du diamètre pupillaire. Il est bon de prendre dès le début l'habitude de recouvrir franchement les bords pupillaires à ce moment, pour les cacher derrière les aiguilles. Cette façon de procéder permet à coup sûr d'obtenir une mensuration exacte en supprimant virtuellement les oscillations constantes des bords iriens. On obtient ainsi les dimensions moyennes du diamètre pupillaire sous une intensité lumineuse donnée.

A ce moment, on n'a plus qu'à lire le nombre de millimètres indiqués par l'index sur le tambour gradué enregistreur, en se souvenant que chaque millimètre est divisé en douze parties et que le trait le plus long, qui marque le milieu de l'intervalle séparant deux chiffres de millimètres, correspond au nombre 6 et non au nombre 5 comme dans une division métrique. Par exemple, si l'index est arrêté exactement entre le chiffre 3 et le chiffre 4, on portera sur le graphique 3,6 et non 3,5.

Cette mesure obtenue, on replongera l'œil observé dans l'obscurité et on commencera la mesure suivante après une demi-minute d'obscuration.

Cette précaution est bonne parce qu'à chaque fois l'œil est remis dans les mêmes conditions d'expérience et, de plus, il se repose. Nous avons d'ailleurs pratiqué des mesures en augmentant progressivement l'intensité lumineuse sans cesser de donner l'éclairage entre chaque mensuration. Les chiffres que nous avons obtenus alors ne différaient presque pas de ceux obtenus par les éclairages successifs, mais le malade était infiniment plus fatigué, il larmoyait, clignait des paupières et l'observation était rendue beaucoup plus difficile.

Pendant le temps qui sépare deux mesures, on poussera l'index du rhéostat sur le repère de l'intensité où l'on désire effectuer la mesure suivante. Pratiquement, en augmentant cette intensité de 5 en 5 les écarts sont très suffisants et non excessifs pour que le graphique puisse être établi normalement.

Les mensurations ultérieures se feront exactement de la même façon avec l'avantage de voir l'éclairage augmenter et la commodité d'observation devenir de ce fait plus grande.

On aura mis à la portée de sa main une feuille de papier, où l'on notera au fur et à mesure la valeur des diamètres pupillaires obtenus en face des intensités d'éclairage données. Ainsi, par exemple, on dressera le tableau suivant :

| 25 | 4,7 |
|----|-----|
| 3o | 4 |
| 35 | 3,2 |
| 4o | 2,7 |
| 45 | 2,4 |
| 5o | 2,3 |

Ensuite, toute la manœuvre sera recommencée et l'on indiquera le nouveau chiffre en face de l'autre dans le même tableau.

Tel ce type de tableau dressé au cours d'une de nos expériences :

OEIL GAUCHE

| 25 | 4,7 | 4,6 |
|----|-----|-----|
| 3o | 4 | 4 |
| 35 | 3,2 | 3,4 |
| 4o | 2,7 | 2,9 |
| 45 | 2,4 | 2,5 |
| 5o | 2,3 | 2,4 |

*Etablissement du graphique.* — En vérité, la simple lecture du tableau précédent suffirait à la rigueur d'indication suffisante, mais la représentation graphique est préférable parce qu'elle frappe plus vivement l'attention et qu'elle est très démonstrative d'un trouble quelconque.

Il est très simple d'obtenir un graphique représentatif de la contraction pupillaire.

Nous nous servons pour cela du papier millimétrique ordinaire. Sur les gros traits, nous plaçons les chiffres principaux. Le quadrillage intercalaire permet de noter les décimales.

Deux traits à l'encre sont tracés en bordure du graphi-

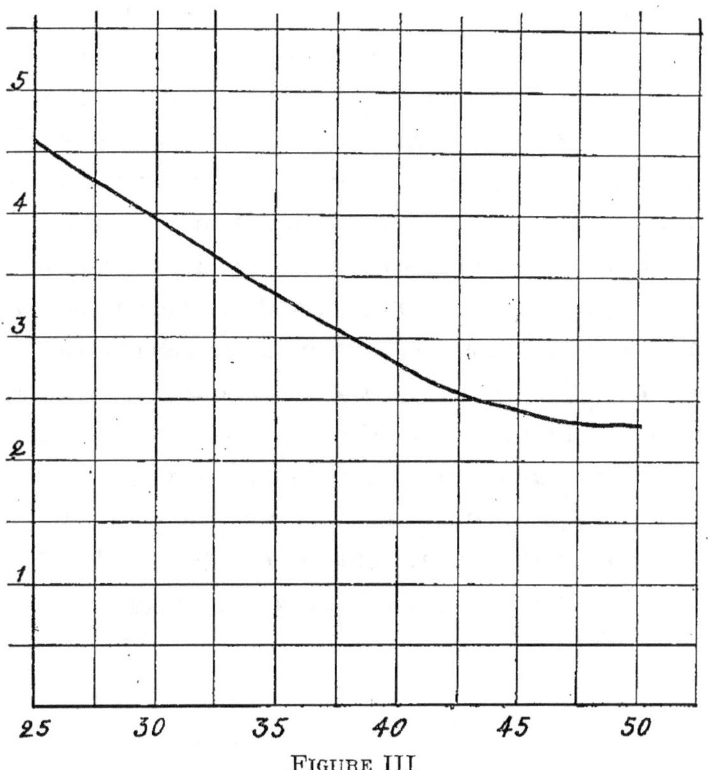



FIGURE III

que, l'un est vertical, l'autre horizontal, ils se rencontrent par une de leurs extrémités formant ainsi un angle droit. Le trait vertical représentera la ligne des ordonnées et tout le long nous inscrirons les valeurs en millimètres correspondant à celles données par le plateau du système mensurateur ; le trait horizontal sera la ligne des abcisses, et c'est sur elle que nous inscrirons les valeurs électriques correspondant aux chiffres du rhéostat. Ceci fait, de chacune des abcisses nous élèverons un trait vertical ; de l'ordonnée correspondante un trait horizontal viendra rejoindre l'extrémité supérieure de ce trait (sur le papier millémétrique, les traits sont déjà indiqués). ; nous marquerons d'un point le lieu de rencontre de deux traits. Et ainsi de suite pour chaque abcisse et chaque ordonnée correspondantes. Nous obtiendrons ainsi une série de points. C'est alors qu'il faudra faire appel à toute l'audace picturale dont on se sentira capable pour rejoindre par un trait aussi droit et aussi net que possible chacun des points du graphique. On obtiendra alors une courbe harmonieuse qui sera éminemment représentative de l'ensemble du réflexe photomoteur. Si nous reprenons les chiffres du tableau précédent, nous établirons un graphique dans le genre de celui reproduit ici même.

C'est ainsi que de chaque sujet un graphique peut être établi et conservé pour être comparé plus tard à celui d'un nouvel examen dont l'indication ultérieure peut se poser.

CHAPITRE VI

## La courbe physiologique

**Résultats de la réflexométrie chez le sujet normal**

A la même séance de la Société de Biologie, le 22 mai
1922, Kofman et nous présentions en ces termes nos premiers résultats :

« En augmentant progressivement . la quantité de
lumière devant un œil, on obtient une contraction pupillaire sensiblement proportionnelle. Par conséquent, en
prenant toujours les mêmes quantités de lumière nous
obtiendrons des diamètres pupillaires comparables entre
eux. Sur deux axes de coordonnées, si nous portons en
abcisses les variations d'intensité lumineuse lues sur le
rhéostat de notre appareil et en ordonnées les diamètres
pupillaires, nous devons obtenir la courbe caractéristique
de la réaction photomotrice de la pupille.

« Dans toutes nos recherches sur l'œil normal, la courbe
fut continue et présenta une forme exponentielle avec
une légère inflexion horizontale dans la partie terminale.
Les figures obtenues nous ont paru suffisamment semblables à elles-mêmes pour que nous puissions les considérer
comme des courbes types de la réflectivité de l'œil nor-

mal. Elles furent établies soit en augmentant, soit en diminuant progressivement l'intensité lumineuse au cours d'une même expérience avec deux ou trois mesures consécutives ; les résultats étaient identiques.

« Au cours d'expériences faites sur le même sujet, à plusieurs jours d'intervalle ou au cours de différents états physiologiques, tels que la fatigue, la digestion, la valeur absolue du diamètre pupillaire variait toujours suivant que le sujet était en mydriase ou en myosis, mais toujours l'allure générale de la courbe était conservée. En somme, la valeur absolue du diamètre pupillaire mesurée une seule fois à un même palier d'intensité lumineuse a pu varier ; jamais il n'a cessé d'être proportionnel à cette intensité et toujours cette valeur a pu prendre place dans la courbe générale comparative de la réflectivité pupillaire depuis l'obscur jusqu'à la lumière intense, sans en modifier la forme générale. En réflexométrie photomotrice, la valeur absolue du chiffre obtenu ne vaut qu'en proportion de la courbe générale de contraction pupillaire.

« En utilisant des radiations vertes ou rouges par interposition de verres aussi monochromatiques que possible, nous avons pu établir des courbes comparables à celles de la lumière blanche ; nous avons constaté, toutefois, que si la courbe pour le rouge se trouve sensiblement au même niveau que la blanche, celle du vert est plus élevée dans son ensemble et correspond à des dilatations pupillaires plus grandes. »

A l'heure actuelle, il n'y a pas une seule de ces lignes que nous ne pourrions contresigner ; depuis un an, toutes les nouvelles observations de pupilles normales que nous

avons eu l'occasion de faire sont encore venues corroborer
notre opinion de mai 1922. Et c'est ainsi que nous avons
pu établir quelques lois (ou, si l'on a peur de ce mot, quelques remarques générales), suivant lesquelles la contraction pupillaire se ferait, vue naturellement à travers nos
graphiques.

C'est tout d'abord la constance de la forme du graphique. Lorsque la pupille normale se contracte, la courbe de
quelque hauteur qu'elle parte descend toujours avec une
légère incurvation centrale, mais sa descente est progressive toujours et ne présente aucun accident. Sur sa fin,
elle tend à devenir horizontale comme si, à ce moment,
le diamètre pupillaire, de plus en plus tassé, devenait de
moins en moins réductible. A cette image terminale correspond, en effet, le déploiement complet de l'iris, et alors
quelle que soit l'intensité de l'éclairage, jamais la pupille
ne tombera au-dessous des dimensions de ce dernier diamètre.

Une telle constance dans la forme générale du graphique est d'une extrême importance si l'on veut bien considérer la sécurité qu'elle donne dans l'appréciation de
l'intégrité ou, au contraire, de l'atteinte pathologique du
réflexe photomoteur.

C'est de loin qu'il faut regarder un graphique, les accidents y sont typiques, la forme normale y est évidente.
Une pareille constatation nous prouve donc bien que la
valeur absolue du diamètre pupillaire n'est que de bien
peu d'importance pour ce qui nous occupe ici, et que
c'est dans le rapport de ces valeurs entre elles que réside
tout l'intérêt de la réflexométrie, en somme dans la
valeur relative de ce diamètre pupillaire.

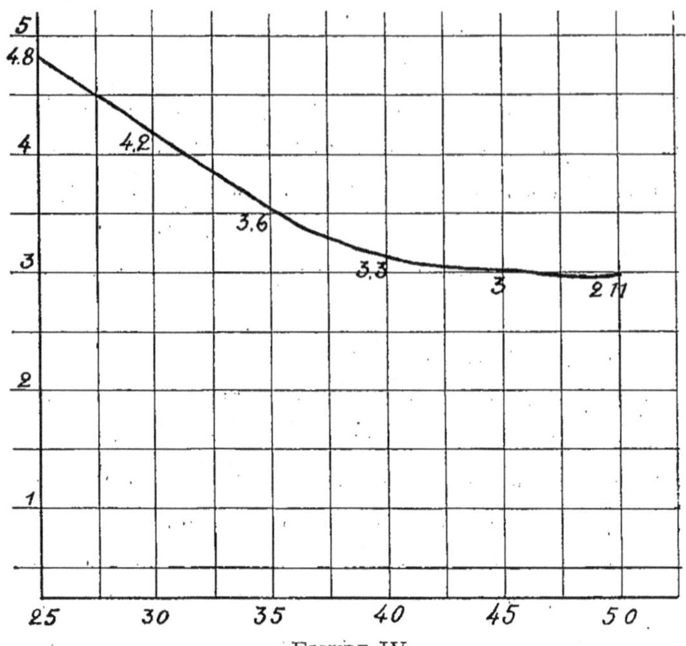

FIGURE IV

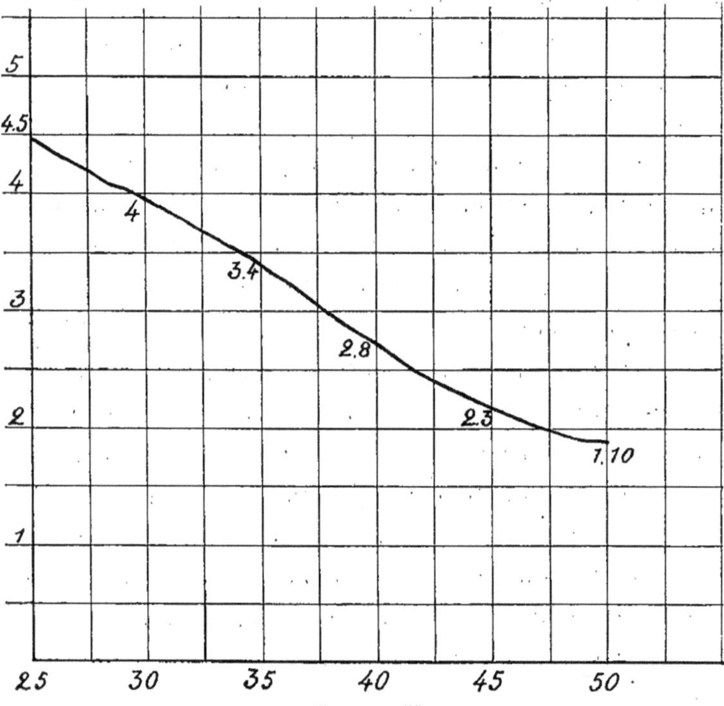

FIGURE V

Que l'on veuille bien éloigner un instant cette page des yeux et regarder de loin ces deux graphiques.

N'est-on pas frappé de leur ressemblance très grande et, à distance, ne pouvons-nous affirmer que ce sont des graphiques normaux ?

Eh bien ! ces deux graphiques furent le résultat de mesures effectuées sur le sujet à plusieurs semaines d'intervalle. Que l'on veuille bien se reporter aux valeurs absolues du diamètre pupillaire inscrites sur chacun d'eux. On remarquera qu'elles sont presque toutes différentes, celles du graphique I étant plus élevées que celles du graphique II. Mais dans un même graphique, le rapport de toutes ces valeurs entre elles est certainement toujours proportionnel, autrement comment donnerait-il aux deux courbes une ressemblance qui nous les rend comparables. Et tous les graphiques de réflexes normaux peuvent être mis en comparaison, tous auront la même forme, un peu plus ou un peu moins inclinée, mais tous donneront des courbes de ce type, courbes dites exponentielles.

Parmi les états physiologiques principaux capables d'influer sur les valeurs absolues des dimensions pupillaires, nous devons citer la fatigue comme donnant presque toujours du myosis. Cet état peut dépendre d'ailleurs de causes multiples, soit qu'il relève d'un simple surmenage dans la vision, tel, par exemple, à la suite d'un travail prolongé à la lumière, d'une longue marche, soit qu'il dépende d'une cause pathologique comme un rhume, une grippe légère, un début de maladie plus grave.

C'est ainsi que ces deux graphiques furent pris sur un même sujet, le premier avec un état normal, le second

après un travail intense prolongé pendant une semaine et
ayant nécessité des veilles quotidiennes.

Dans le premier cas, nous avions dressé le tableau suivant :

OEIL GAUCHE

| | |
|---|---|
| 3o | 5 |
| 35 | 3,8 |
| 4o | 3,2 |
| 45 | 2,7 |
| 5o | 2,4 |

Qui nous donnait ce graphique :

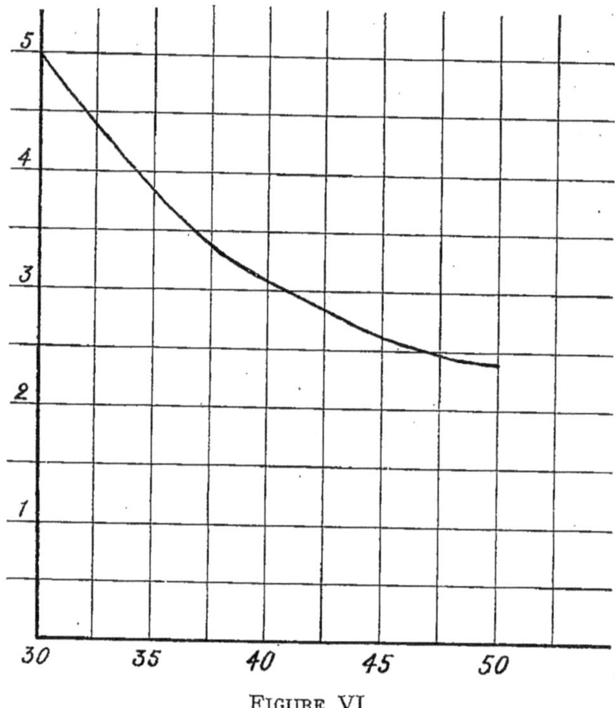


FIGURE VI

Dix jours après, chez le même sujet, la réflexométrie
donnait : 

OEIL GAUCHE

| | | |
|---|---|---|
| 3o | 3 | 3 |
| 35 | 2,5 | 2,7 |
| 4o | 2,5 | 2,5 |
| 45 | 2,1 | 2 |
| 5o | 1,11 | 1,11 |

Soit ce graphique (en nous basant sur les valeurs de la deuxième mensuration).

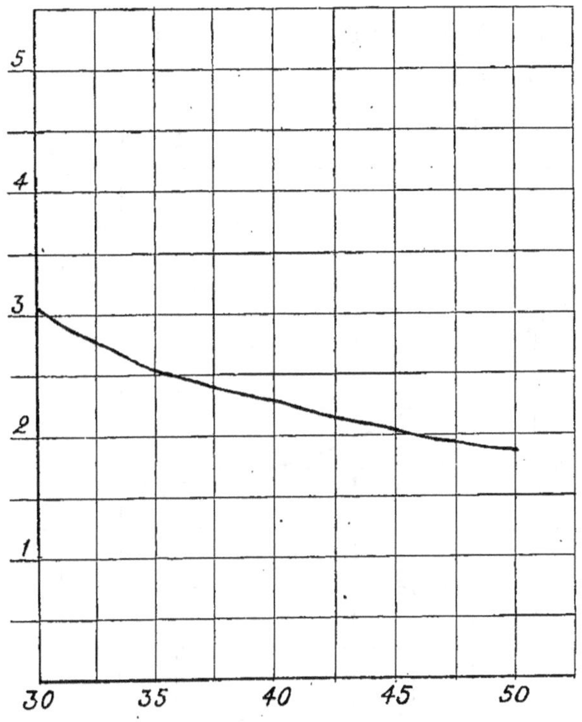


FIGURE VII

Mais on remarquera l'identité totale des deux courbes dans leur forme générale, malgré que dans son ensemble la seconde se trouve abaissée.

Une semaine après, le même sujet présentait à trois mensurations les diamètres suivants :

OEIL GAUCHE

| | | | |
|---|---|---|---|
| 3o | 4 | 4 | 3,8 |
| 35 | 3,2 | 3,4 | 3,3 |
| 4o | 2,7 | 2,8 | 2,7 |
| 45 | 2,4 | 2,5 | 2,4 |
| 5o | 2,3 | 2,4 | 2,3 |

Soit, en prenant les chiffres de la deuxième mesure, un graphique de cette forme :

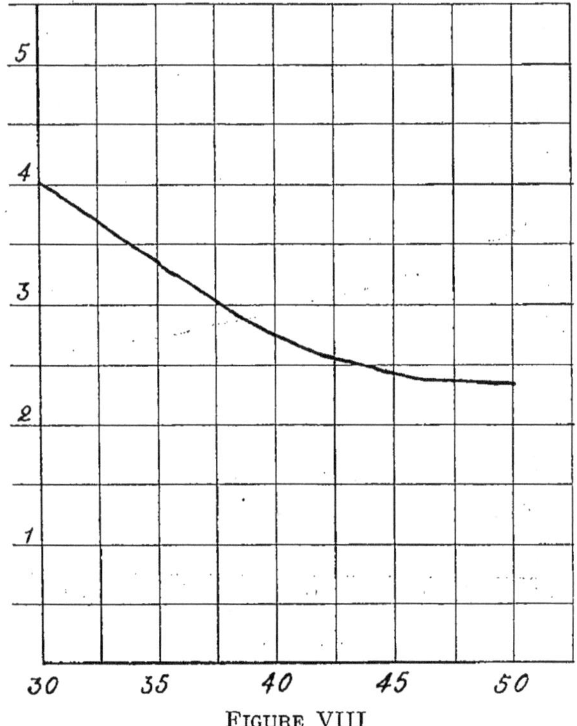


FIGURE VIII

L'amplitude du mouvement est augmentée et l'ensemble s'est relevé en moyenne de 5/12 de millimètres.

Cette fois, l'état de fatigue avait cessé, mais nous remarquerons que, malgré le myosis de fatigue, la forme du graphique reste parfaitement comparable à celle de tous les réflexes photomoteurs normaux.

Il arrive même qu'au cours d'un examen prolongé, le malade ressent de la fatigue. Nous avons souvent remarqué alors l'apparition du myosis sans que pour cela l'ensemble de la courbe cesse d'être tout à fait normal. Cette constatation nous a fait choisir, en général, les chiffres de la deuxième mensuration pour l'établissement du graphique comme plus représentatif de la réalité des choses. A la première mensuration, l'obscuration n'étant pas toujours complète, et à la troisième mensuration le sujet pouvant être un peu fatigué.

Peu importe, d'ailleurs, puisque dans tous ces tableaux nous voyons qu'au cours de la même séance, c'est à un ou deux douzièmes de millimètres que nous obtenons les valeurs du diamètre pupillaire et qu'en fin de compte avec l'un ou l'autre de ces chiffres nous ne cessons d'obtenir des graphiques parfaitement comparables entre eux et tous représentatifs d'un réflexe photomoteur que nous avons reconnu comme normal.

Pareillement, l'état de digestion nous a paru quelquefois influer sur la hauteur générale d'une courbe dans nos expériences, mais nous ne pouvons en faire état ici, car les modifications nous ont paru moins constantes.

Plus importante à signaler nous paraît l'étude que nous avons faite de l'action des radiations colorées sur le réflexe photomoteur. Nous avons, pour cela, interposé entre l'œil et la lumière dans l'intérieur de la chambre noire des verres colorés en rouge et en vert. Ces colorations furent employées aussi monochromatiques que possible, grâce à l'obligeance de M. Thovert, professeur de physique à la Faculté des Sciences, qui a bien voulu mettre à notre disposition des plaques de verre coloré.

Nous avons obtenu le graphique suivant, dans lequel chaque courbe due à une coloration différente a été représentée avec une forme différente.

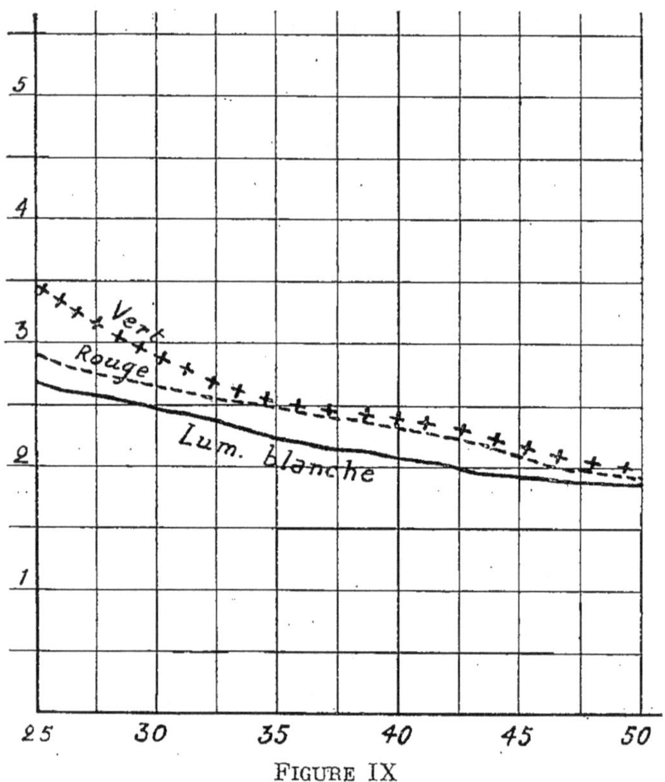


FIGURE IX

Chacune d'elle est parfaitement semblable à l'autre, en remarquant, toutefois, que si la courbe du rouge se trouve sensiblement au même niveau que la blanche, celle du vert est plus élevée, la luminosité du vert paraissant, dans notre cas, moins forte que celle des deux autres. Cette

notion qui va à l'encontre des idées reçues (travaux de
Hess, Sachs, Abelsdorff, Schoeffer, Basler) est bien
démontrée par notre graphique. Nous citons encore à
l'appui l'observation V de notre thèse.

Nos radiations n'étaient pas absolument monochromatiques. On a pu voir, au cours des expériences qui furent
faites ces dernières années, sur la lumière verte, quelles
difficultés on a pour obtenir cette qualité de radiations.
Notre rouge et notre vert contenaient certainement une
quantité indéterminée de radiations de l'ordre de l'orangé
et du jaune. Il nous semble que, sur un œil humain, non
complètement adapté à l'obscurité (comme c'est le cas
dans nos expériences), la valeur pupillomotrice de la
lumière dépende plutôt de sa teneur en radiations de lon-
gueur d'ondes moyenne. En tout cas, c'est ainsi que, dans
notre pratique, les faits se sont comportés.

# LES RESULTATS

CHAPITRE VII

# Le Graphique dit d'ataxie pupillaire

Winawer s'exprimait ainsi dans sa thèse : « Le signe d'Argyll Robertson ne s'installe pas d'emblée. Il arrive parfois qu'une pupille considérée comme immobile, exposée dans une chambre obscure à l'action d'une source lumineuse puissante et examinée à l'aide d'une loupe, se meuve encore légèrement et se montre aussi sensible à la lumière. On constate très souvent qu'une réaction photomotrice examinée par les procédés d'exploration courante, semble moins rapide ou moins prononcée que d'habitude; on dit alors qu'il s'agit d'un réflexe paresseux.

Cette paresse du réflexe photomoteur peut porter, soit sur la rapidité avec laquelle se produit le mouvement pupillaire, soit sur l'étendue de ce mouvement ; généralement ces deux éléments vont de pair et la contraction pupillaire est ralentie et moins ample.

D'après Weiler, le réflexe paresseux peut s'expliquer soit par la prolongation du temps latent du réflexe, soit par le ralentissement du mouvement pupillaire.

Toutes ces altérations de la réaction photomotrice aboutissent finalement à l'installation du signe d'Argyll.

Le réflexe lumineux paresseux présente donc un certain intérêt diagnostique et il serait très désirable d'apporter, dans son étude, un peu plus de précision. Actuellement, une réaction photomotrice est dite paresseuse quand il semble à l'observateur qu'elle est moins rapide et moins prononcée. Il s'agit donc d'une appréciation purement subjective.

Il faut, toutefois, reconnaître que cette étude est entourée de très grandes difficultés ; même sous l'influence d'une excitation lumineuse bien définie et constante, les différentes pupilles ne réagissent pas de la même façon, des variations individuelles interviennent. Pour bien faire, il faudrait, chaque fois qu'on emploie une pupille, déterminer exactement l'intensité de la source lumineuse, le temps et l'étendue du mouvement pupillaire. »

Notre procédé nous permet de tourner la difficulté d'enregistrer le temps ; nous sommes certain de donner toujours la même intensité lumineuse ; l'obscuration élimine toute limitation dans l'incursion pupillaire.

Toutefois, au moment d'aborder cet exposé des résultats auxquels nous sommes parvenu dans le domaine du pathologique, nous ne saurions trop insister sur ce fait que l'étude graphique du réflexe photomoteur ne doit rester qu'un symptôme entre tous ceux par la recherche desquels on interroge les lésions du système nerveux central. La réflexométrie pupillaire ne vise donc nullement à remplacer tel ou tel des autres moyens d'investigation. Encore bien moins cherche-t-elle à être comparée dans l'échelle des valeurs séméiologiques. Mais nous pensons que, dans l'état actuel des choses, il y ait une véritable nécessité à ne pas se passer de ce moyen de contrôle, qui n'a d'autre but, d'ailleurs, que celui d'ajouter un peu plus de précision à l'étude du réflexe photomoteur par l'enregistrement mécanique d'une sensation visuelle.

Ultérieurement, par la répétition des observations, il sera peut-être possible d'accorder à notre procédé une importance plus grande ; et c'est très volontiers que nous allons au devant de la libre critique, car l'affection naturelle qu'un père a pour un enfant a pu nous abuser dans l'estime de notre œuvre et la part du coefficient personnel que nous avons pu y mettre, si minime soit-elle, a pu devenir une cause d'erreur qui mérite la correction d'observations étrangères, quelque attention que nous ayons pu mettre à l'éviter nous-même. La première fois que nous nous trouvâmes tout à fait par hasard en présence du pathologique, nous fûmes plongé dans l'étonnement, voire dans une certaine inquiétude sur la valeur de notre appareil. Ce fait mérite d'être raconté tout au long, parce qu'il est curieux et que, d'autre part, il nous servira d'exposition pour l'un des principaux accidents pathologiques de la courbe réflexométrique.

Nous avions alors effectué déjà une cinquantaine d'observations sur des sujets normaux et nous avions toujours trouvé la courbe classique du réflexe photomoteur physiologique. A ce moment, d'ailleurs, nous ne cherchions qu'à accumuler des expériences sur la pupille normale, pour nous donner une idée de la réalité de la courbe que nous avions trouvée dès nos premières mensurations. Nous n'avions donc pas encore fait de recherches chez les malades présentant des symptômes d'ordre neurologique.

Le malade en question, T... Paul, âgé de 36 ans, était

entré dans le service du docteur Froment pour une
extinction de voix avec douleur à la phonation. Interrogé
minutieusement sur ses antécédents, son passé fut trouvé
indemne de tout accident et, notamment, il était très
affirmatif sur la question de la spécificité. Il ne se plaignait d'aucun autre trouble et, à l'examen du système
nerveux, on ne trouvait ni troubles de la station, ni
modifications des réflexes, ni surtout de troubles pupillaires. Envoyé à la consultation d'oto-rhino-laryngo-
logie, il revint avec le diagnostic de *laryngite tubercu-
leuse au début*, un traitement consistant en inhalations,
poudres ou quelque autre chose à faire dans le service, et
l'ordre de revenir de temps en temps se faire surveiller.
On sait ce qu'il arrive en pareil cas dans un service hos-
pitalier pour de tels malades: Une fois l'assurance obtenue
de l'intégrité de l'appareil respiratoire (et tel était le cas
de notre sujet), quand on s'est assuré qu'il mange bien,
qu'il ne maigrit pas, que ses fonctions naturelles s'accom-
plissent de façon satisfaisante, on le remet aux mains de
la sœur cheftaine pour la suite de son traitement et,
après quelques bonnes paroles, on passe au suivant.
Notre malade était donc devenu un malade de spécialité,
hébergé dans un service de médecine générale et il aurait
pu continuer longtemps.

Le 18 février 1922, pour continuer nos observations sur
les pupilles normales, nous lui fîmes signe de venir se
soumettre à l'examen, et c'est sans aucune idée préconçue
que nous commençâmes à enregistrer.

A l'œil gauche, examiné en premier lieu, nous avons
trouvé les chiffres suivants (le malade ayant les yeux

_— 71 —_

noirs, l'intensité lumineuse donnée au 25 du rhéostat
était insuffisante, nous avons dû commencer au 3o) :

|     |     |
| --- | --- |
| 3o  | 4   |
| 35  | 3,3 |
| 4o  | 3,2 |
| 45  | 3   |
| 5o  | 2,6 |

En somme, un graphique normal.

A l'œil droit, une incohérence totale des chiffres obtenus nous plongea dans la stupéfaction.

Nous reproduisons le tableau tel que nous le trouvons
sur notre cahier d'expériences. On remarquera les diffé-
rences de plus de 1 millimètre obtenues entre les dimensions pupillaires, successivement mesurées, et même les
variations obtenues au cours de la même mensuration.
On comprendra que dans cette condition tout établissement de graphique devenait impossible. Nous avions
même, de guerre lasse, et n'y comprenant plus rien,
tenté d'établir le graphique sur une mensuration
moyenne. Nous reproduisons à dessein la disposition de
notre tableau qui, mieux que tout, explique le désarroi de
notre esprit.

_Le 2 mars._

|     | OEIL DROIT | | | | | | Mensuration moyenne |
| --- | --- | --- | --- | --- | --- | --- | --- |
| 3o  | 2,10 | 3,2 |     |     | 3,6 | 3,3 | 3,3 |
| 35  | 3,1  | 2,7 | 3,5 | 3   |     | 2,8 | 3,1 |
| 4o  | 2,7  | 2,3 |     |     | 3,3 | 2,6 | 2,7 |
| 45  | 2,6  | 1,9 | 2,6 | 2,9 |     |     | 2,6 |
| 5o  | 2,5  | 1,5 | 2,1 | 2,2 |     |     | 2,2 |

...Et, plus nous allions, plus le malade se fatiguait, plus nous nous énervions et moins nous trouvions de forme à notre graphique.

Ce jour-là, nous ne mesurâmes pas plus avant.

Le lendemain et les jours suivants, les expériences reprises sur d'autres sujets, sur nous-même, firent réapparaître (Dieu merci !) le graphique normal. Nous avons bien pratiqué alors une dizaine de mensurations et toutes nous donnèrent un résultat normal.

C'est alors que l'idée nous vint de reprendre notre malade et de pratiquer de nouveau sur lui une nouvelle mensuration, mettant sur le compte de l'exaspération ou de la fatigue notre insuccès total dans l'enregistrement du réflexe de sa pupille droite.

Les mêmes troubles apparurent ; alors qu'à l'œil gauche nous obtenions des résultats sensiblement comparables aux précédents, à l'œil droit même impossibilité de fixer notre graphique où les variations continuelles des valeurs amenaient des accidents d'une incohérence parfaite.

*Le 2 mars.*

| OEIL GAUCHE | | OEIL DROIT | | | | |
|---|---|---|---|---|---|---|
| 3o | 4,2 | 3,9 | 3,9 | 4,2 | 4,1 | |
| 35 | 3,8 | 3,1 | 3,6 | 4 | 4 | |
| 4o | 3,5 | 2,7 | 3,7 | 3,7 | 3,9 | |
| 45 | 2,9 | 2,4 | 3,7 | 3,4 | 3,6 | |
| 5o | 2,6 | 2,2 | 2,7 | 2,6 | 3,6 | 2,9 |

Soit, si nous ne tenons compte que des trois dernières mesures, cette figure compliquée et illisible, car aucune courbe n'est superposable.

Devant une telle persistance des modifications considérables du graphique marquant une instabilité pupillaire anormale, l'idée ne pouvait manquer de nous venir que nous étions devant un fait d'ordre pathologique. C'était comme si l'iris du sujet ne pouvait arriver à coordonner

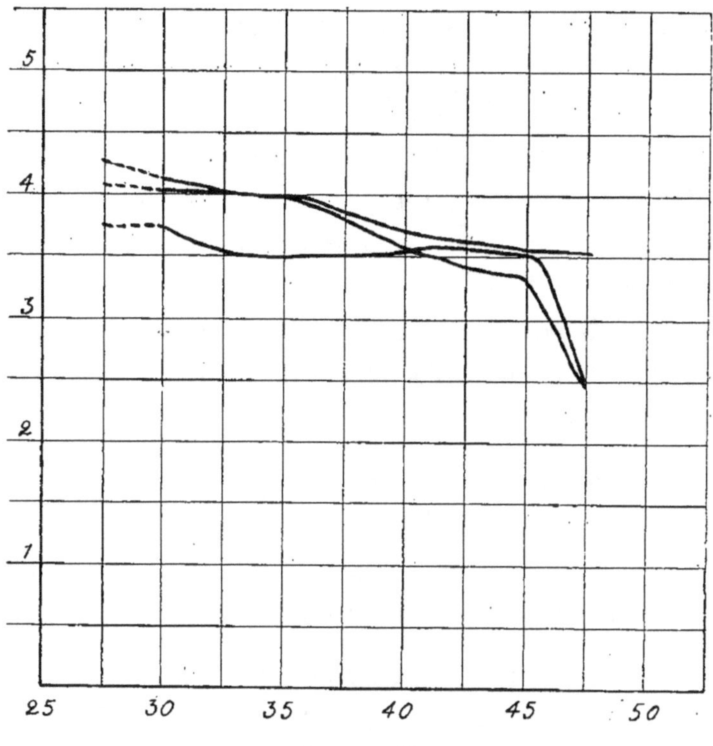

FIGURE X

T... Paul; 36 ans (salle H. Sabran)

son action avec l'intensité de l'excitation qu'il recevait, en somme comme une sorte *d'ataxie pupillaire*. Cette hypothèse demandait une vérification.

L'examen complet du malade fut repris. Cliniquement, pas plus que la première fois, nous ne pûmes trouver aucun symptôme relevant d'une atteinte du système nerveux. L'intégrité de tous les réflexes était absolue, les pupilles, réexaminées avec le plus grand soin et les plus grandes précautions par la méthode habituelle, ne révélèrent aucun trouble notable : pas d'irrégularité, pas de paresse, pas d'exagération de l'hippus ou de dilatation secondaire. On s'adressa alors aux méthodes de laboratoire.

Le 9 mars, la réaction de Bordet-Wassermann fut trouvée *très positive* dans le sang.

Le 31 mars, à la ponction lombaire, liquide céphalorachidien, eau de roche, *Bw = négatif; mais 15 éléments blancs par mmc. à la cellule de Nageotte avec lymphocytose exclusive.*

Une nouvelle ponction lombaire fut pratiquée le 4 mai, en même temps qu'un prélèvement de sang. Les résultats furent identiques :

*Bw = très positif dans le sang.*

*Négatif dans le L. C. R.*

*14 éléments blancs par mmc. à la cellule de Nageotte, lymphocytose rachidienne exclusive.*

Le malade, soumis à un traitement approprié, sortit de l'hôpital sur sa demande, se sentant tout à fait soulagé. Il court encore. Nous avons eu l'occasion de le rencontrer dernièrement dans la rue, il a repris son métier et déclare ne se ressentir d'aucun trouble. A l'examen direct, ses pupilles se contractaient normalement. Sa voix est restée légèrement voilée. Tel fut le premier résultat qui nous mis sur la piste des troubles pathologiques du réflexe photomoteur, troubles que maintenant nous tendons à considérer comme appartenant à l'époque du préargyll..

CHAPITRE VIII

# Le Graphique dit en plateau

Nous avons eu quelquefois l'occasion de rencontrer le trouble précédent avec vérification ultérieure par l'examen du liquide céphalo-rachidien ou le traitement.

Mais plus nombreuses sont nos observations d'un autre genre de modification de la courbe du graphique. Il s'agit de l'apparition d'un plateau occupant la zone correspondante aux premières excitations lumineuses, avec apparition, sur la fin de la courbe, d'une contraction limitée. Il semble que la pupille ne réponde pas aux intensités lumineuses basses et que sa contraction apparaisse tout à coup vers les deux ou trois derniers paliers du rhéostat. Nous ne sommes d'ailleurs pas étonné d'avoir pu réunir un plus grand nombre d'observations de ce type, parce que la plupart du temps il correspondait à un léger degré de paresse pupillaire que l'œil exercé de nos maîtres avait aperçu et qui légitimait leur défiance. Souvent alors, MM. Froment, Favre et Savy, l'attention éveillée par une paresse pupillaire coïncidant avec d'autres troubles, nous ont demandé un enregistrement graphique qui, la plupart du temps, donnait raison à leur diagnostic. Mais on comprendra facilement que nous ayons beaucoup plus souvent constaté l'existence de ce type de graphique que celle du trouble précédent qui, lui, ne correspond souvent à aucun trouble objectif. Il nous semble pourtant que si, à la paresse pupillaire (même légère, même consistant en une simple asymétrie dans la vitesse de contraction) correspond la courbe dite en plateau, la constatation d'une ataxie pupillaire doit êre envisagée comme celle d'un trouble encore plus ténu et plus initial dans toute cette phase qui va en réflexométrie de la courbe exponentielle normale à la ligne parfaitement droite qui représente l'Argyll complet.

Toutefois, même avec une courbe en plateau, il arrive que la paresse pupillaire n'est pas remarquée, soit parce qu'elle est trop peu importante, soit surtout parce qu'elle est égale pour les deux yeux ; or, en pareil cas, quand on recherche un symptôme douteux, la règle est de n'en tenir compte que s'il y a une asymétrie à la comparaison de l'organe correspondant.

C'est précisément un cas de ce genre que nous désirons encore raconter; il servira, lui aussi, à l'exposition que nous voulons faire de cette question des courbes en plateau.

Le nommé G... François, âgé de 53 ans, entra un jour d'hiver dans le service du docteur Froment, en proie à une agitation considérable, due à un délire onirique avec hallucinations pénibles. Déjà, avant d'être amené à l'hôpital, il s'était frappé de plusieurs coups de couteau, heureusement peu pénétrants, au niveau du sein gauche; il avait même essayé de se pendre. Après quelques autres facéties du même genre, le voisinage s'était ému et l'avait amené. Dès le lendemain, l'agitation tomba et le malade resta dans une sorte d'hébétement somnolent du fond duquel il ne répondait aux questions que par des grognements inintelligibles. C'est dire que l'on pratiqua sur lui un examen d'autant plus complet qu'il était plus du genre de la médecine vétérinaire. Les réflexes furent plusieurs fois recherchés et existaient sans modification ; la pupille, soigneusement interrogée, ne nous livra aucun autre renseignement que celui d'une contraction d'apparence normale. En somme, dans l'examen somatique général, rien d'autre à se mettre sous la dent qu'une congestion manifeste des deux bases pulmonaires. Naturellement, rien dans les urines.

Le diagnostic porté fut celui-ci : Etat grippal chez un alcoolique avec manifestations congestives des bases pulmonaires.

Dans les jours qui suivirent, très rapidement le malade se rétablit, sortit de sa torpeur, se leva et se mit à vivre de la vie de tout le monde. Il paraissait un peu taciturne, causant peu, restant facilement auprès de son lit, mais chaque fois qu'on l'interrogeait, il répondait très correctement. En somme, il était considéré dans le service comme un sujet tout à fait normal, avec un fond de mutisme dû à une très ancienne intoxication alcoolique ou peut-être plus simplement à une corticalité congénitalement quelque peu sommaire. Au reste, on achevait de le guérir de sa congestion pulmonaire. Le 18 avril, nous avions prié le malade de venir se faire examiner ses pupilles. Nous trouvons les chiffres suivants :

OEIL DROIT

| 25 | 4   |     | 4   |     |
|----|-----|-----|-----|-----|
| 30 | 4   |     | 4   |     |
| 35 | 4   |     | 4   |     |
| 40 | 3,8 | 3,7 | 3,7 | 3,7 |
| 45 | 3,7 |     | 3,5 | 3,5 |
| 50 | 3,4 |     | 3,5 | 3,6 |

OEIL GAUCHE

| 25 | 3,8  | 3,7 |
|----|------|-----|
| 30 | 3,7  | 3,6 |
| 35 | 3,6  | 3,5 |
| 40 | 3,3  | 3,1 |
| 45 | 3,2  | 3,2 |
| 50 | 2,11 | 3   |

Cette première mensuration fut faite par le docteur Kofman. A titre de contre-épreuve, nous fîmes nous-même une deuxième expérience dont les résultats furent concordants :

OEIL DROIT

| 25 | 4,1  | 4,2  |
|----|------|------|
| 30 | 4,1  | 4,1  |
| 35 | 4,2  | 4    |
| 40 | 4    | 3,11 |
| 45 | 3,11 | 4,1  |
| 50 | 4    | 4    |

OEIL GAUCHE

| 25 |  | 3,7  |
|----|--|------|
| 30 |  | 3,7  |
| 35 |  | 3,5  |
| 40 |  | 3,5  |
| 45 |  | 3,2  |
| 50 |  | 2,11 |

En somme, à ne tenir compte que des deuxièmes mensurations, le graphique indiquait, de chaque côté, l'existence d'un plateau suivi d'une descente au moment des

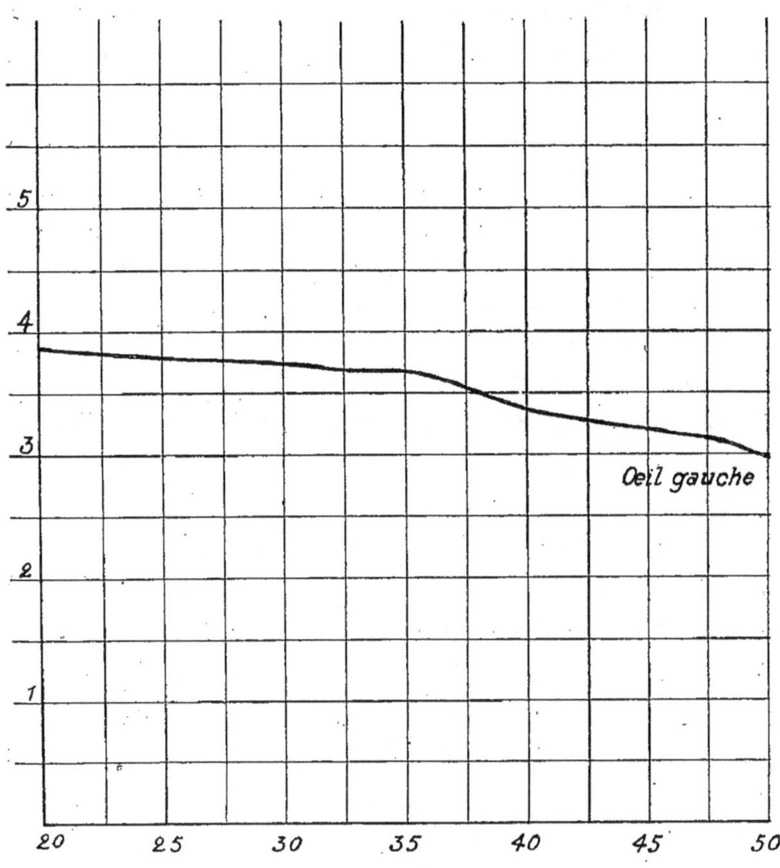



FIGURE XI

G..., 53 ans (salle Sabran)

dernières et plus fortes excitations lumineuses. Les pupilles du malade présentaient donc une réelle paresse dont l'éclairage avait peine à les tirer.

C'est alors que sentant le malade impressionné, et un

peu aussi en plaisantant, mais sans conviction aucune, nous lui demandons : « Allons ! vous avez bien eu un petit chancre autrefois ? » Et lui de répondre : « Oui, pendant mon service militaire, j'en ai eu un qui a duré un mois. Je ne me suis jamais soigné et depuis je n'ai jamais été inquiété par aucun trouble. Quelquefois, j'avais des maux de tête. » Or, jusqu'à ce moment, notre homme avait toujours nié la spécificité et jamais n'avait raconté cette histoire. La vérification nous fut apportée par l'examen du liquide céphalo-rachidien.

Le laboratoire nous a répondu : « *Bordet-Wassermann négatif dans le sang et le liquide céphalo-rachidien. 17 éléments blancs par mmc. à la cellule de Nageotte, lymphocytose exclusive.* »

Ce sont là deux histoires un peu extraordinaires, assez analogues peut-être aux faits et gestes inattendus et inexplicables dont la présence des fées émaille nos vieilles légendes. En somme, nous racontons là l'histoire du pauvre garçon abandonné à son malheureux sort et qui, crac ! par l'application du petit appareil, devient le malade guérissable. Il faut avouer que ces résultats sont rares ; nous les avons racontés tout au long, parce qu'ils sont très démonstratifs, très simples et que les troubles y étaient importants ; et puis aussi parce qu'il est toujours bon d'intéresser son public, surtout s'il se pique de science positive, en lui racontant un peu de merveilleux : « Si Peau d'Ane n'était compté, j'y prendrais un plaisir extrême. » Mais, en général, les troubles pupillaires que nous avons observés correspondaient à des états déjà remarqués qui nous les faisaient pressentir. Nous les recherchions alors soit comme complément de l'examen, soit comme vérification d'un trouble pupillaire. Toutefois, nous n'avons jamais effectué nos recherches qu'avant tout examen de laboratoire et, notamment, toute analyse du liquide céphalo-rachidien.

Ainsi, nous nous mettions à l'abri nous-même de toute influence et nous recherchions quel intérêt notre appareil pourrait présenter dans l'établissement des indications d'une ponction lombaire.

Par la lecture des observations que nous allons citer maintenant, on pourra se rendre compte de l'intérêt que présente l'étude réflexométrique des contractions pupillaires, non seulement au point de vue diagnostic, mais encore comme document à conserver pour les examens ultérieurs, pour les indications thérapeutiques à poser, pour la surveillance d'un sujet en observation. Nous avons même été suffisamment heureux quelquefois pour donner une indication très nette sur l'intégrité des centres nerveux du réflexe photomoteur chez des malades fortement suspects à plusieurs titres de pouvoir ultérieurement présenter de l'Argyll Robertson. Cette contre-épreuve nous fut à nous-même des plus démonstratives de la valeur de notre procédé.

En terminant, nous ferons remarquer que parmi les symptômes tirés de l'examen du liquide céphalo-rachidien, un seul nous a paru avoir une concordance des plus fréquentes avec nos résultats, c'est la lymphocytose rachidienne. Alors que la réaction de Bordet-Wassermann se montrait très peu souvent constante, la plupart du temps la lymphocytose venait nous donner raison dans la constatation d'un trouble. Nous savons que cet indice de réaction méningée est considéré comme d'une valeur

séméiologique importante au milieu de tous les symptômes des cas qui nous occupent, et nous sommes heureux, sans essayer encore d'en faire une statistique, d'en
souligner la coïncidence confirmative.

## OBSERVATION I

### (Service de M. le D<sup>r</sup> FROMENT)

*Graphique bouleversé dit « d'ataxie pupillaire » (œil droit).
Réaction méningée découverte grâce à la réflexométrie
dans un cas diagnostiqué cliniquement « tuberculose
laryngée ». (Voir fig. X.)*

*T... Paul, 36 ans, salle Sabran, n° 21. Laryngite syphili-*
*tique. Légers troubles pupillaires B.-W. : + dans le sang.*
*Réaction méningée.*

Entre à l'hôpital pour laryngite le 16 janvier 1922. Dans ses
antécédents, on trouve une sœur et un frère morts en bas âge,
de méningite.

Rougeole à 2 ans. A 5 ans, fracture des deux jambes par
accident de voiture.

A 31 ans, il fut opéré à l'Hôtel-Dieu pour des hémorroïdes.

Depuis une quinzaine d'année, il traîne une bronchite chronique et tousse tous les hivers. Il n'a jamais eu d'hémoptysies.

Aurait eu un chancre mou (?) il y a trois ans, mais ne fut
pas soigné par des piqûres. Il nie toute spécificité.

Actuellement le malade se présente avec une laryngite assez
prononcée. La voix est rauque.

Pas de signes pulmonaires.

*Examen laryngoscopique.* — Le diagnostic du spécialiste
fut : *tuberculose laryngée incipiens.*

La laryngite aurait débuté, il y a trois mois, brusquement,
avec des périodes d'accentuation et de diminution.

Le malade parle et avale difficilement ; il ressent des cha-
touillements à la gorge qui l'obligent à tousser.

Etat général bien conservé. Temp. : oscille autour de 38°.

*Le 26 janvier 1922. — Examen des crachats : pas de bacilles*
*de Koch.*

*Le 4 mars 1922. — Réaction de Bordet-Wassermann dans*
*le sang : très positive.*

*Le 31 mars 1922. — Ponction lombaire. Liquide. eau de*
*roche. Albumine 0 gr. 30 0/00. Environ 11 éléments blancs par*
*mm³ à la cellule de Nageotte, lymphocytose exclusive. Réac-*
*tion de B.-W. : négative.*

*Le 5 avril 1922. — Réaction de B.-W. dans le sang : très*
*positive.*

*Ponction lombaire. Liquide eau de roche. Albumine : moins*
*de 0 gr. 30 0/00. Environ 15 éléments blancs par mm³ à la cel-*
*lule de Nageotte. Réaction de B.-W. : négative.*

*Le 14 avril 1922. — Le malade demande à sortir du service,*
se disant très amélioré.

## OBSERVATION II

### (Service de M. le D^r FAVRE)

*Troubles pupillaires analogues à ceux de l'observation précé-
dente. — Forme dite d' « ataxie pupillaire » décelable par
la réflexométrie seule. — Signes cliniques très discrets de
méningo-radiculite syphilitique mise en évidence par
l'examen du liquide céphalo-rachidien.*

*R... Romain, 39 ans. Salle Détroyat, n° 20. Ictère syphiliti-
que secondaire (??). — Glossite exfoliatrice marginée. Méningo-radiculite spécifique. —. Entré le 12 juin 1922. Sorti le
5 août 1922.*

Le malade entre dans le service pour ictère. Dans ses antécédents, on relève les données suivantes : Célibataire. Pas
d'éthylisme.

Ne se rappelle aucune maladie de l'enfance. Il ne toussait
pas et était d'une santé assez robuste. Il fit son service à Tou-
lon, trois ans, pendant lesquels il eut une santé parfaite. A
la fin de son service, il s'engage pour l'Indo-Chine.

*Premier séjour en Indo-Chine,* de 1908 à 1911. Durant cette
période, il eut, en 1910, une ulcération de la verge. C'était,
d'après le malade, une ulcération peu étendue, siégeant sur
le gland. Il n'eut ensuite ni adénopathie, ni roséole. Il signale
toutefois des plaques de la bouche. A ce moment, on lui fit un
traitement biiodure-calomel.

*Retour en France,* 1911 à 1917. Il fit différentes garnisons,
puis le front français. Pendant toute cette période, pas d'accès
fébriles et pas d'accidents spécifiques. Le malade suit du reste
un traitement de pilules et d'iodure pendant quelque temps.

*Deuxième séjour en Indo-Chine.* Après la guerre ; au cours
de ce séjour, quelques accès fébriles légers. Pendant quinze
jours, il fut soigné à Saïgon pour troubles digestifs. Il était
pris de vomissements et de selles impérieuses après les repas.
Guérison après quinze jours par l'expulsion d'un tænia.

Au mois de février 1922, nouvelle ulcération du fourreau de
la verge. D'après ce qu'il raconte, c'était sans doute une ulcération consécutive à une poussée d'herpès génital. Il signale
nettement une poussée vésiculeuse en bouquet coïncidant avec
cette ulcération.

Il raconte qu'à ce moment il eut des plaques sur la langue
qui disparurent rapidement et réapparurent ces jours
derniers.

Il y a 8 à 10 jours, apparition de l'ictère qui l'amène à
l'hôpital. A aucun moment il n'a souffert de la région hépatique.

*A l'examen.* — Pas de douleurs, pas de troubles digestifs
marqués. Le malade ne signale aucune hémorragie. Ictère
très apparent. Coloration nette des conjonctives. Prurit marqué. Décoloration complète des matières. Urines légèrement
acajou. Pouls : 76.

*A la palpation et à la percussion.* — Le foie n'est pas augmenté de volume, non douloureux.

Pas d'ascite. La rate n'est pas perçue. On ne sent pas la vésicule.

Pas de signes d'insuffisance hépatique.

*Appareil digestif.* — Lésions typiques de glossite exfoliatrice marginée. L'appétit est en général bon. Selles régulières.

*Poumons et cœur.* — Normaux.

*Tension.* — 12 ½/8.

*Appareil urinaire.* — Le malade urine en quantité normale. Le malade signale ne plus sentir aussi nettement qu'autrefois le besoin d'uriner. Pas d'albumine ni de sucre.

*Système nerveux.* — Les réflexes achilléens et médio-plantaires sont normaux.

Les réflexes rotuliens sont obtenus, mais un peu faibles.

Les pupilles sont égales et réagissent normalement aux deux modes.

*Examen du sang.* — Rien de particulier.

*Réflexométrie, 24 juin 1922.* — *Les résultats montrent des troubles nets dans la contraction des deux pupilles au réflexe photomoteur.*

*Type d'ataxie pupillaire, mais léger.*

| ŒIL DROIT | | | ŒIL GAUCHE | | | | |
|---|---|---|---|---|---|---|---|
| 25 | 3,7 | 2,10 | 25 | 4,7 | 4,4 | 3,7 | 3,8 |
| 30 | 3,8 | 3,1 | 30 | 4,5 | 4 | 4,3 | |
| 35 | 3,3 | 3,3 | 35 | 4,4 | 3,4 | 4,1 | |
| 40 | 2,7 | 3,1 | 40 | 3,5 | 2,11 | 3,11 | |
| 45 | 2,5 | 2,8 | 45 | 3,7 | 3,11 | 3,7 | |
| 50 | 2 | 2,5 | 50 | 3,3 | 3,8 | 3,5 | 3,4 |

*On remarquera l'incertitude des réponses pupillaires, surtout dans le réflexe du côté gauche.*

Le 19 août 1922. — Le malade a quitté le service en bon état.

Toutefois, comme il se plaignait de ressentir plus nettement ses troubles vésicaux, et, de plus, d'une sensation de douleur en ceinture dans la région sous-costale droite. On a pratiqué une ponction lombaire.

*L'examen du liquide céphalo-rachidien a révélé l'existence d'une méningite spécifique. Liquide eau de roche, légère albuminose, leucocytose manifeste.*

## OBSERVATION III

(Service de M. le D<sup>r</sup> FAVRE)

*Hémiplégie d'origine spécifique avec grosse réaction ménin-
gée. — Troubles pupillaires décelés seulement par la
réflexométrie.*

*G... épouse T..., 25 ans. Salle Bondet, n° 29. Hémiplégie spécifique par artérite cérébrale grave. Entrée le 1ᵉʳ août 1922, sortie le 24-9-22.*

Entre pour hémiplégie gauche.

Mariée depuis avril 1921. Pas d'enfants, pas de fausses couches. Signale une *angine* survenue en février 1922 et ayant duré une quinzaine de jours. De plus, chute de cheveux assez prononcée ces derniers temps et surtout des céphalées très violentes, fréquentes, le jour comme la nuit. L'affection actuelle a débuté le 30 juillet. La malade, les jours précédents, travaillait normalement. Le 29 juillet elle ressentit un engourdissement prononcé de la main gauche. Le lendemain, en voulant se lever, elle tombe et constate la paralysie.

*A l'examen :*

*Système nerveux.* — On constate : paralysie faciale gauche, très évidente, de ce côté, l'occlusion de l'œil est plus lente et moins parfaite que du côté opposé, les mouvements des sourcils sont impossibles. Il y a une paralysie complète du membre supérieur gauche. Tout mouvement actif y est impossible.

Du côté du membre inférieur gauche, la paralysie est moins absolue et quelques mouvements limités sont possibles. Pas de troubles de la sensibilité.

*Réflexes.* — Exagération nette des réflexes du côté gauche. Ebauche de trépidation épileptoïde et signe de Babinski très positif.

*Les réflexes pupillaires sont normaux.*

*Cœur et poumons*, normaux.
Tension, 9/6.

*Appareil digestif.* — Constipation opiniâtre. *De plus, il faut signaler :*

L'existence d'une syphilide pigmentaire du cou, qui n'a jamais été remarquée par la malade, mais très nette.

L'existence de deux petites ulcérations croûteuses, une au niveau de la face dorsale du pied gauche, de petites dimensions, que la malade n'a remarquées qu'à son entrée à l'hôpital ; une autre ulcération au niveau de la partie externe de la cuisse droite, portion inférieure qui aurait débuté par une tuméfaction ouverte spontanément, avec écoulement d'une petite quantité de pus, et se présentant actuellement sous la forme d'une ulcération superficielle, arrondie, recouverte d'une croûte, sans infiltration sous-jacente.

L existence d'une légère tuméfaction au niveau de la partie moyenne du tibia droit, plutôt un léger épaississement, non douloureux actuellement, mais ayant donné lieu, en avril 1922, à des douleurs assez vives. De plus, la malade est envoyée par un médecin qui insiste sur l'origine spécifique de l'affection.

*8 août 1922 (D^r Favre).* — Il n'y a rien à ajouter à l'observation. Il importe, cependant, d'insister sur la prédominance de

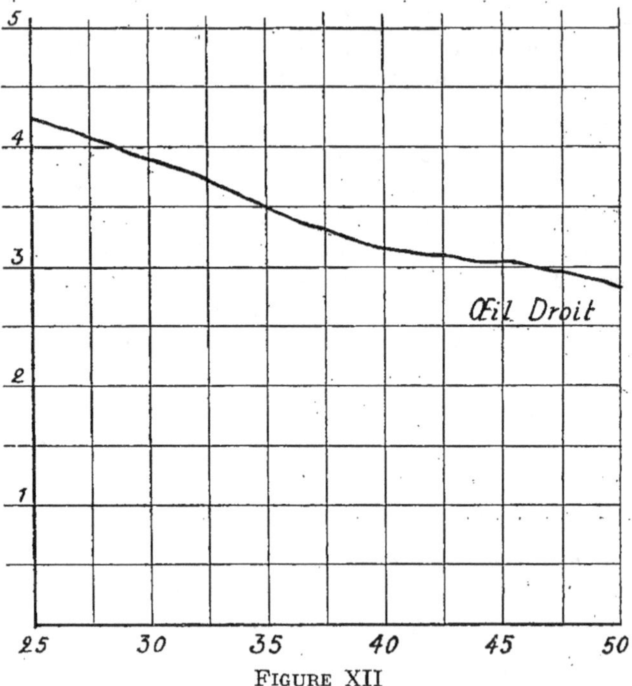


FIGURE XII

la paralysie au niveau de la face où elle est extrêmement complète et marquée, beaucoup plus qu'on ne l'observe habituellement dans les hémiplégies ; à l'état de repos, l'œil gauche est plus largement ouvert, le malade ferme d'ailleurs facilement les paupières, mais la résistance qu'elle présente aux tentatives d'ouverture palpébrale est beaucoup plus faible que du côté opposé. La déviation des traits est très marquée et devient, lors des mouvements, presque aussi accentuée que dans une paralysie faciale périphérique.

Le bras est complètement inerte. Aucun mouvement n'est possible, même des doigts. En revanche, au niveau des membres inférieurs, la paralysie est moins complète et la malade peut lever le talon à quelques centimètres au-dessus du plan du lit. Les lésions pigmentaires du cou sont très nettes. Peut-être l'infection remonte-t-elle à l'angine unilatérale qu'a présentée la malade ?

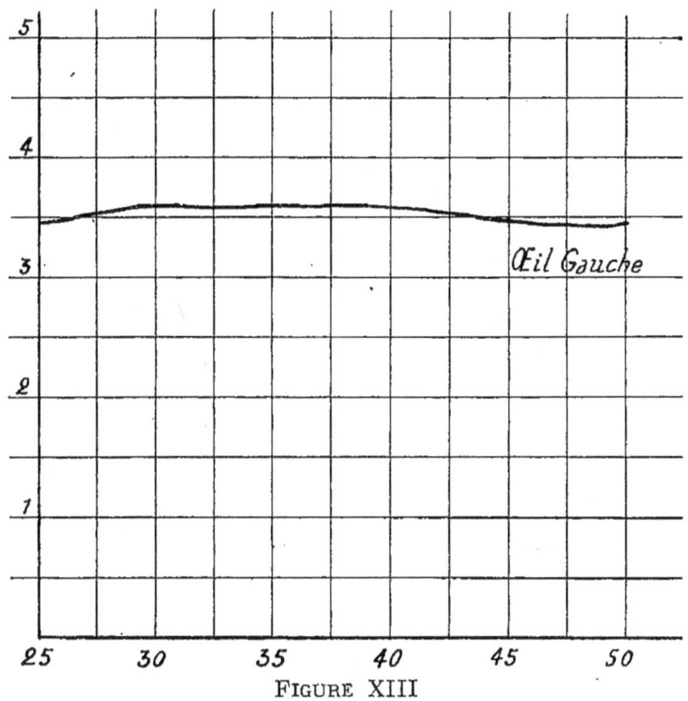


FIGURE XIII

M<sup>me</sup> T..., 25 ans (salle Boudet)

*Liquide céphalo-rachidien eau de roche.*
*Albumine, 0,90 p. 1.000.*
*Sucre, normal.*
*Cytologie, plus de 100 éléments blancs par mmc. à la cellule de Nageotte, lymphocytose intense avec quelques moyens mononucléaires.*
*La réflexométrie montre :*

1° Une contraction normale de la pupille droite ;

2° Un graphique dit « en plateau » représentant une paresse pupillaire à gauche non décelable cliniquement.

## OBSERVATION IV

### (Service de M. le D<sup>r</sup> FAVRE)

*Hémiplégie d'origine spécifique. — Paresse pupillaire
reconnue cliniquement. — Exemple de graphique en plateau.*

*G..., ép. B... Victorine, 55 ans, entrée le 29 juin 1922, sortie le 14 octobre 1922. Hémiplégie par artérite cérébrale chez une malade présentant des syphilides tertiaires de la région inguinale. Résolution incomplète de la paralysie, malgré le traitement.*

Entre, envoyée par M. le D<sup>r</sup> Courjon, de Meyzieux, pour hémiplégie droite et troubles de la parole consécutifs à un ictus récent.

A. H. Père et mère morts âgés. Sa mère était paralysée, un frère ou deux morts d'affections imprécises. Plusieurs sœurs vivantes en bonne santé.

Bonne santé habituelle de l'enfance et la jeunesse, aucune maladie grave.

Réglée de 14 à 51 ans, normalement et régulièrement. Elle eut sept enfants, l'un mort à 8 mois de (?), une fille morte dernièrement à 24 ans de bacille pulmonaire. Les autres en bonne santé. Elle eut quatre fausses-couches. Elle était fréquemment atteinte de céphalées, surtout occipitales, violentes, et eut des chutes de cheveux très marquées. Sa famille, qui donne tant bien que mal ces renseignements, dit ne jamais avoir remarqué d'autres accidents imputables à la syphilis. Son mari souffre de douleurs lombaires et se dit de santé médiocre depuis quelque temps, cependant il conserve un bon aspect général (mutilé de 1870).

En somme, la malade, avant les accidents actuels, jouissait d'une excellente santé.

Depuis le mois d'avril dernier, au moment de la mort de sa fille, la malade perdit l'appétit complètement, son état général déclina, elle maigrit considérablement, se plaignant de céphalées occipitales presque constantes, étant sans cesse dans un état de « rêverie, sans souci, sans distraction, sans intérêt à quoi que soit », son entourage redoutait même une affection mentale.

Hier, le 28, étant assise devant sa maison, elle tomba couchée sur le côté, son fils la trouva bientôt ainsi ; elle n'était pas complètement sans connaissance, mais ne pouvait parler. Transportée dans son lit, on reconnut une paralysie faciale et hémiplégie droites. Elle parlait de façon incompréhensible. La malade est amenée à l'hôpital par sa famille. Elle paraît avoir toute sa connaissance, ne déraisonne pas. Elle semble un peu agitée.

Depuis environ quatre mois, elle présente dans l'aine gauche des lésions suppurées, ayant, au début, ressemblé à des furoncles. Elle aurait également une hernie ancienne.

Actuellement, la malade n'est pas dans le coma, elle est même souvent agitée. Elle n'est pas aphasique, mais prononce assez mal pour qu'il soit très difficile de comprendre ses paroles. Le côté droit est complètement paralysé, les membres soulevés retombent sur le plan du lit, inertes.

Les réflexes rotuliens, achilléens, sont peu modifiés du côté paralysé, peut-être un peu exagérés. Le réflexe plantaire est très nettement en extension, il est normal en flexion du côté sain. Les réflexes de défense sont très nettement provoqués par les divers procédés ; le mouvement obtenu est caractéristique.

Les réflexes tendineux du membre supérieur sont nettement augmentés du côté malade.

Il existe une paralysie du facial inférieur avec des déviations des traits et troubles des mouvements de la mimique régis par ce nerf. L'orbiculaire des paupières paraît indemne, la langue est déviée, la pointe vers la droite. Il n'y a pas de paralysie de la musculature extrinsèque de l'œil. Il existe peut-être une légère inégalité pupillaire à droite. *Les deux pupilles réagissent bien à l'accommodation, mais paresseusement, et peu à la lumière.*

*Appareil pulmonaire.* — La malade ne tousse pas. L'auscultation ne révèle rien d'anormal.

*Appareil cardio-vasculaire.* — Le cœur paraît un peu gros. A l'auscultation, il est régulier et on perçoit à la base, à gauche du sternum, un souffle post-systolique, ayant par moment un timbre râpeux comme un frottement non modifiable par la pression du stéthoscope. Le pouls est normal. La tension 150/95 Gallavardin.

*Appareil digestif.* — Langue chargée, constipation très accentuée. Rien d'anormal à la palpation de l'abdomen ; cependant, on note la hernie crurale droite, signalée plus haut, et le foie paraît nettement hypertrophié. (La malade avoue sans peine deux petits verres d'alcool *pro die*, ce doit être un minimum.)

*Appareil urinaire.* — Miction impossible sans lavement ou artifice semblable. Les urines ne renferment pas d'albumine, pas de sucre.

On note, au niveau du triangle de Scarpa gauche, de nombreuses cicatrices paraissant anciennes, dures, adhérentes, violacées, avec trajets fistuleux donnant un peu de séro pus.

Au point de vue psychique, on ne trouve rien, au cours de l'examen, de nettement anormal. La température est aux environ de 37°5.

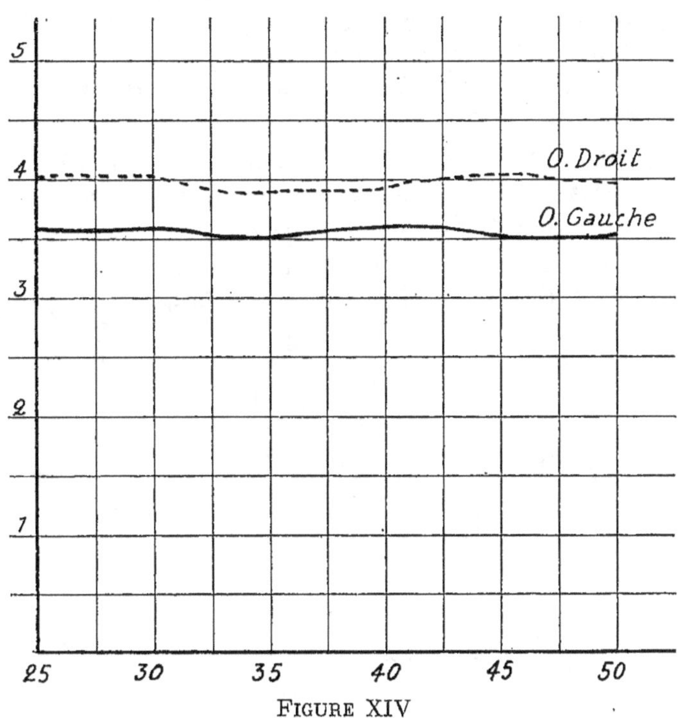


Figure XIV

G... Victorine, 53 ans (salle Boudet)<br>(Les deux graphiques sont réunis)

*13 octobre 1922, D<sup>r</sup> Favre.*

La malade part demain, elle est incomplètement guérie. Si les mouvements du membre inférieur ont reparu; si la malade peut soulever le membre inférieur au-dessus du plan du lit et se promener en traînant la jambe, le membre supérieur, par contre, est resté complètement inerte, la malade ne peut faire aucun mouvement des segments du membre. L'exagération des réflexes devient très manifeste, les doigts tendent à se mettre en flexion. Elle présente un léger degré de parésie faciale qui s'accentue à l'ouverture de la bouche.

L'état mental s'est bien amélioré, le pleurer spasmodique a presque disparu, la malade raisonne correctement. Elle n'a plus cette mélancolie qu'elle avait au début où elle se plaignait de tout, disant qu'on ne la soignait pas.

On ne trouve à l'examen viscéral rien d'autre à signaler qu'un éclat du deuxième bruit au foyer aortique. Le foie est augmenté de volume et légèrement dur. Tension, 16,5/9.

Inégalité pupillaire : pupille droite plus large, ne réagissant pour ainsi dire pas à la lumière.

*Ponction lombaire*, 12 juillet 1922. — Albumine, 0 gr. 30 p. 1.000. *Lymphocytose* assez intense : 15 lymphocytes par champ environ. Réaction de B.-W. *très positive*.

*La réflexométrie* montre les deux graphiques « en plateau », caractérisant une paresse intense (presque de l'Argyll).

## OBSERVATION V

### (Service de M. le D<sup>r</sup> FROMENT)

*Hémiplégie spécifique. — Troubles pupillaires révélés par la réflexométrie. — Exemple d'emploi de radiations vertes faisant apparaître un plateau par la moindre luminosité.*

*Jean-Marie D..., 28 ans, salle Sabran, service du D^r Fro-
ment.*

Entré le 16 janvier 1922, sorti le 17 février 1922, se présente
avec le certificat de réforme suivant :

« *Infirmités multiples.* Hémiparésie d'origine probablement
spécifique. D'après les déclarations de l'intéressé, l'accident
primaire remonterait au début de janvier 1919. Démobilisé le
23 avril 1919. Soigné à l'hôpital de Prouilly (Marne), après sa
démobilisation, puis à l'hôpital Brune, à Paris. Est en traitement du mois d'avril à septembre 1921 à Lyon, à l'Antiquaille,
puis à l'hospice Saint-Louis. Début de paralysie le 3 mai 1920.

« *Actuellement :* Hémaparésie droite. Au *membre inférieur,*
tremblement, contractions. Trépidations épileptoïdes, réflexe
exagéré, amenant des mouvements cloniques. Pied en léger
équinisme. Marche en fauchant. *Au bras droit,* demi-inertie.
Mouvements lents, préhension diminuée de la main. Incoordination de la main. Ne peut porter une cuiller à sa bouche.

Face : lenteur de la parole, phrases saccadées. Amnésie.
Pas d'inégalité pupillaire. Pas de troubles sensoriels, ni
Argyll, ni Romberg. Bon état général. D'après le spécialiste :
hémiplégie droite spasmodique.

« *Infirmité.* Plaie transfisuante ancienne du genou droit.
Léger gonflement dans l'articulation. Diminution de la flexion
du genou. Atrophie de 3 cm. à la cuisse et de 1 cm. au mollet.

« L'examen montre des signes de spasticité indiscutables
dans toute la moitié droite du corps. Hémispasme du terri-
toire du facial inférieur. L'œil droit ne peut être fermé seul
alors que l'œil gauche l'est facilement.

« Rien au point de vue génital. »

21 janvier 1922. — Les troubles de langage que présente le
malade sont surtout caractéristiques par les faits suivants :

Le malade cherche certains mots, a parole ralentie et un
peu hésitante, une construction syntaxique élémentaire. Les
mots d'épreuve sont assez bien répétés : ces troubles se mani-
festent. L'indice de légers troubles résiduels d'une aphasie.
Le malade raconte qu'il est resté deux mois sans rien dire,
puis la parole est revenue peu à peu, mais il a encore certains
mots qui lui manquent.

Réflexes rotuliens et achilléens asymétriques et polycinéti-
ques, réflexe de flexion et cubito pronateur nettement exagérés.

La commissure est un peu plus élevée à droite qu'à gauche.

*La réflexométrie montre une paresse pupillaire bilatérale surtout évidente par l'emploi de radiations vertes moins lumineuses. Les radiations blanches, trop intenses, montraient un début de plateau dans les intensités faibles ; à partir de 40, on obtenait une contraction.*

Nous ne donnons que le graphique de l'œil gauche, celui de l'œil droit est presque superposable.

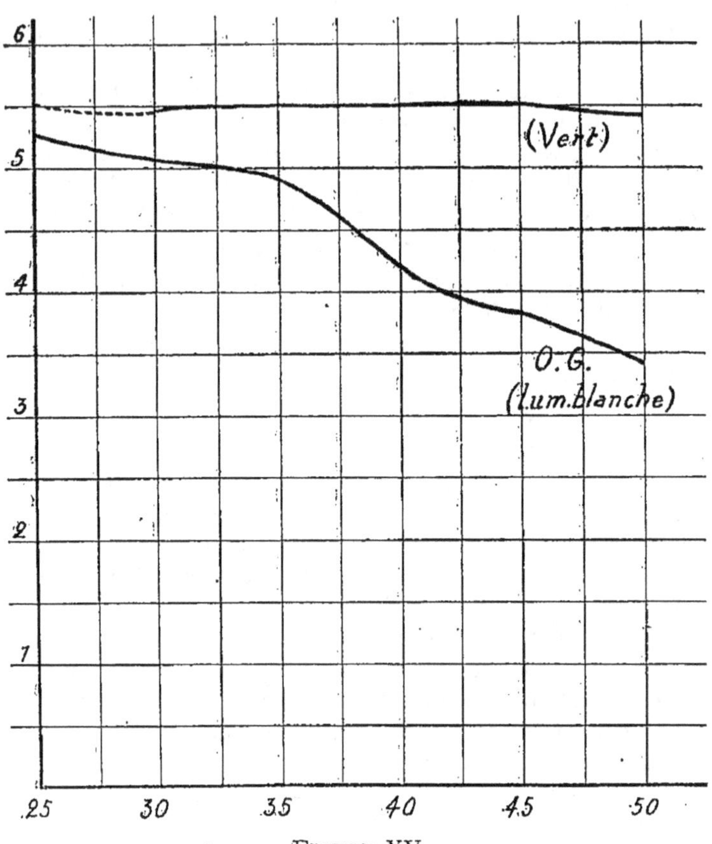


FIGURE XV

D... Jean-Marie, 26 ans (salle Sabran)

## OBSERVATION VI

### (Service de M. le Dr Froment)

*Syndrome pseudo-bulbaire spécifique sans modifications pupillaires appréciables cliniquement. — La réflexométrie révèle un graphique en plateau au niveau de la pupille gauche.*

*Félix C..., 22 ans, entre, le 14 novembre 1922, salle Sabran.*

*Syndrome pseudo-bulbaire d'origine spécifique. Rire spasmodique. Parésie du voile du palais, signe de spasticité et d'irritation de la voie pyramidale à gauche.*

*Modification rapide du rire spasmodique sous l'action du néo-salvarsan.*

Le malade vient au service du D^r Barjon, à l'hôpital de la Croix-Rousse, pour des troubles de la parole.

Père et mère bien portants, deux sœurs bien portantes. Célibataire, il n'a jamais eu de maladie à part la rougeole, la coqueluche. Ce sont toutes les maladies qu'il a eues jusqu'à présent, pas de diphtérie, pas d'angine, il nie la spécificité.

La maladie débute au mois d'avril dernier.

D'abord une attaque qui s'est manifestée par des étourdissements et une paralysie des membres du côté gauche, laissant la face indemne. Cet accident est survenu pendant son travail à l'usine, et on l'a conduit en auto à l'hôpital. A cette première attaque, la parole a été très peu modifiée. La paralysie a duré six mois, puis a rétrocédé progressivement. Le malade est sorti de l'hôpital en juillet, a fait un séjour à Longchêne et a repris son travail vers le 15 août.

Le 8 septembre, nouvelle crise : vertiges, étourdissements, paralysie des membres du côté droit, laissant la face indemne. La parole a été prise en même temps, il n'a plus pu parler.

La paralysie du côté droit a duré 15 jours, puis a rétrocédé. Il n'y a eu que les troubles de la parole qui ont persisté. En outre, à certains moments, il prend des accès de fou rire ; au début, ces accès survenaient trois ou quatre fois par jour. Depuis, il éprouve des troubles de la déglutition, surtout pour les liquides.

*Etat actuel.* — Malade un peu amaigri, de faible constitution. Il pèse 49 kilos et pesait 56 kilos il y a un an. Il a maigri progressivement. Le malade n'a pas d'aphonie, mais la voix est nasonnée. Cependant, il prononce assez bien les consonnes quand on les fait prononcer séparément.

Les aliments solides sont avalés sans difficulté et sans troubles, mais les liquides refluent par le nez et dans le larynx, principalement quand il boit après avoir mangé.

A l'examen, le voile pend inerte et ne se déplace pas quand on le touche, mais il se mobilise quand le malade parle.

L'examen laryngoscopique pratiqué à la Croix-Rousse a montré, paraît-il, une paralysie du voile.

*19 novembre 1922.* — Le malade est à peu près aussi fort d'un côté que de l'autre. Il marche sans trouble et la main gauche serre aussi fort que la droite.

Il n'y a pas de troubles sensitifs, mais on note une altération nette des réflexes.

Du côté droit du corps, les réflexes tendineux et cutanés sont normaux.

Du côté gauche, le réflexe rotulien est nettement exagéré, sans polycinésie. Pas de donus de la rotule. Trépidation épileptoïde du pied, réflexe achilléen exagéré et polycinétique de ce côté. Réflexe médio-plantaire exagéré.

Aux membres supérieurs, tous les réflexes sont exagérés.

*Pas de modification des réflexes pupillaires.*

Au cœur, aux poumons, à l'abdomen, on ne trouve rien à signaler.

Pouls régulier, tension normale.

Le fou rire s'exagère nettement pendant l'examen du malade ou pendant les émotions, puis il disparaît dans le calme et le repos.

*Position lombaire.* — *Tension terminale à l'appareil de Claude, 29 ; liquide clair ; albumine, 0 gr. 60 p. 1.000 ; sucre normal, lymphocytose exclusive. Réaction de B.-W. très positive. Cytologie : 3 éléments blancs par mmc. à la cellule de Nageotte.*

*Le 21 décembre 1922,* après traitement au néosalvarsan, au moment de la première attaque qui a donné une paralysie du côté gauche, la face n'était pas nettement atteinte et il y eut des troubles de la parole pendant trois ou quatre jours. Pas de troubles de la déglutition, pas d'accès de rire. Le malade a recommencé à se servir de sa main au bout de huit jours.

Au moment de la deuxième attaque qui a porté sur le côté droit, les troubles de la parole ont été beaucoup plus marqués. Deux jours après, le malade a commencé à présenter ses accès de rire inextinguible et ils se sont maintenus sans modification jusqu'au début du traitement. Il semble bien qu'il se rende compte qu'il riait toujours avec un motif parfois léger, mais qu'une fois le rire déclenché, il n'en était plus maître.

Quelquefois, ces accès de rire le prenaient pendant une demi-journée. Ils s'arrêtaient une demi-heure, puis reprenaient. Le malade s'en plaignait, c'est ce qui a motivé son envoi à l'Hôtel-Dieu. Jamais, à aucun moment, même au début, le malade n'a présenté de pleurer spasmodique. Dès la deuxième injection de néo à 0,30, le malade a remarqué qu'il avait moins de tendance à rire. On a remarqué d'ailleurs dans le service qu'il ne prend pour ainsi dire plus d'accès de fou rire, tandis que pendant les premiers jours il ne décessait pas.

Quand on essaye de faire déclencher le rire, il se déclenche toujours avec une certaine facilité, mais il arrive à s'en rendre maître et à l'arrêter.

Abolition du réflexe pharyngé.

La langue est bien projetée en avant et déviée latéralement, il projette la pointe avec une certaine facilité. Il montre ses dents avec agilité et de façon assez symétrique. Au moment où on lui fait montrer les dents, il y a une petite contraction du pyramidal avec sillon transversal à la base du nez. Il souffle mal.

Rien de net dans le facial supérieur.

Attitude et marche normales ; à grands pas, les bras oscillent.

· Le malade avale souvent de travers, les liquides lui sortant par le nez. Actuellement, cet accident lui arrive moins souvent ; toutefois, il est obligé de faire attention, surtout pour les liquides. La parole est très nasonnée.

L'émission des mots d'épreuve est correcte.

*A gauche :* La trépidation ne s'est pas modifiée. Mendel-Bechterew négatif, réflexe plantaire en extension.

La flexion combinée de la cuisse et du tronc entraîne un léger mouvement d'élévation de la jambe du côté gauche.

Adduction associée nette du côté gauche.

Phénomène de Strumpell, négatif.

Phénomène de Souques, négatif.

Asymétrie nette du réflexe antibrachial, réflexe de flexion de l'avant-bras exagéré.

Les réflexes cubito-pronateur et radio-pronateur sont très vifs des deux côtés et déterminent un état de trépidation épileptoïde à gauche.

Le réflexe olécranien est plus vif à gauche.

Signe du peaucier, négatif.

Phénomène d'Hirschfeld, négatif.

Pas d'exagération des réflexes de défense.

Pas d'asymétrie dans les réflexes cutanés.

Pas d'hyperkinésie réflexe au membre supérieur.

*Les pupilles ont une contraction rapide, ne sont pas défor-*
*mées, elles sont égales.*
Clonus rotulien à gauche.

Le malade ne présente aucun stigmate de syphilis hérédi-
taire. Tibias normaux. Dents normales. Pas d'affection
oculaire ni auriculaire anciennes.

*23 novembre 1922. — Examen de M. le professeur Collet. —*
Voile du palais entraîné à droite. Paralysie du voile plus prononcée à gauche, ayant les caractères de la paralysie obser-
vée chez les pseudo-bulbaires.

*Le 3 décembre 1922, la réflexométrie montre une réelle*
*paresse pupillaire bilatérale (surtout marquée à gauche,*
*caractérisée par une forme de graphique dite « en plateau ».*
*C'est vers l'intensité 40 que débute la contraction. A la qua-*
*trième mensuration, exagération nette de l'hippus physiolo-*
*gique et quelques secousses de rire spasmodique dues à la*
*fatigue.*

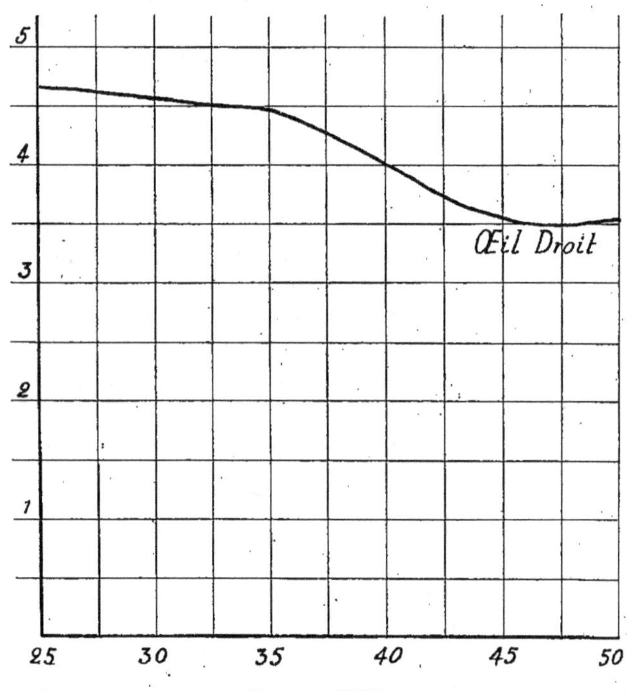


FIGURE XVI

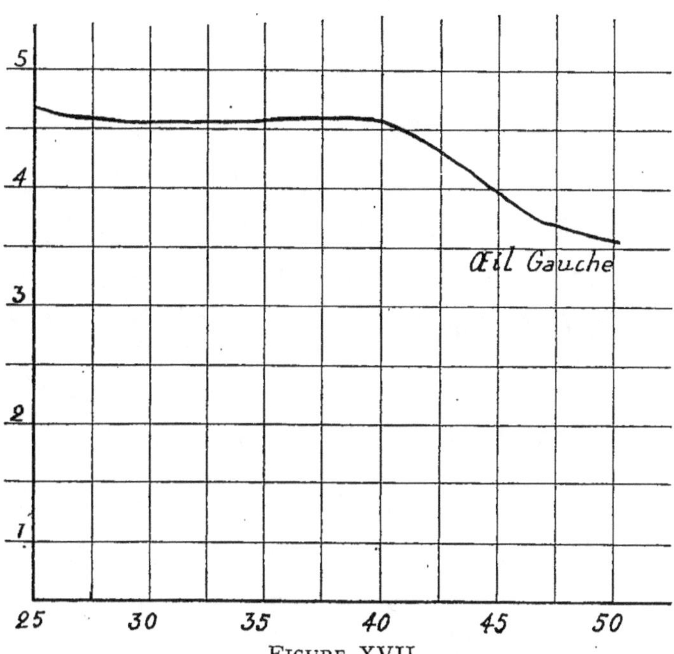



FIGURE XVII
C... Félix, 22 ans (salle Sabran)

## OBSERVATION VII

### (Service de M. le D<sup>r</sup> Favre)

*Artério-sclérose cérébrale d'origine spécifique. — Graphique « en plateau » sans troubles pupillaires cliniquement très évidents. — Réaction méningée caractérisée par de l'hyperalbuminorrachie.*

*N... Jean-Marie, 68 ans, salle Saint-Bruno. Entré le 24 octobre 1922, sorti le 14 mars 1923. Artério-sclérose cérébrale d'origine spécifique.*

Vient à l'hôpital parce qu'il urine très fréquemment et qu'il a de l'albumine.

A. H. — Père mort de catarrhe pulmonaire, mère morte de paralysie.

A. C. — La femme du malade a été traitée parce qu'elle voyait double.

Le malade a eu deux frères morts d'affection indéterminée vers l'âge de 8 à 10 ans. Une sœur morte à 58 ans éthylique avérée. Il reste actuellement une sœur bien portante, mère de 13 enfants.

A. P. — Ne signale aucune maladie de l'enfance. N'a jamais eu de rhumatisme ni de scarlatine. A présenté une sciatique, il y a quinze ans environ.

Phlegmon des gaines du membre supérieur gauche il y a dix-huit ans.

Marié, pas d'enfant. Sa femme n'a jamais eu de fausse-couche.

Nie toute maladie vénérienne.

Le malade accuse environ trois litres de vin dans sa consommation journalière ; rarement des apéritifs.

La maladie actuelle a commencé, il y a environ deux ans, par de la pollakiurie à la fois diurne et nocturne ; à ce moment, les urines présentaient un abondant dépôt blanchâtre qui a totalement disparu à l'heure actuelle où les urines sont claires et abondantes.

C'est à cause de cette pollakiurie et de la diminution progressive des forces et de l'état général que le malade entre à l'hôpital.

*31 octobre 1922 (D*r *Favre).* — L'examen pulmonaire *est négatif.*

La pointe du *cœur* est entièrement déviée en dehors. Elle bat sous la VI⁰ côte, à deux travers de doigts en dehors de la ligne mamelonnaire. Le premier bruit est un peu prolongé, sans souffle. Le deuxième bruit aortique est un peu dur à la base.

Tension, 22/8.

L'exploration abdominale ne révèle ni hypertrophie du *foie*, ni de la *rate.*

Hernie volumineuse, bilatérale.

*Gros testicule droit*, dont la consistance est augmentée, mais peu sensible. On ne sent pas de saillie nette sur l'albuginie. Le testicule paraît pris autant que l'érididyme.

*Artères dures*, en tuyau de pipe.

Œdème léger des membres inférieurs avec lésion de grattage d'origine pédiculaire.

Légère inégalité pupillaire. — *Pupille gauche plus petite que la pupille droite et réagissant plus faiblement.*

Le malade est un ancien paludéen.

Il a eu, il y a un an, une sorte d'*ictus fruste* qui a laissé à sa suite un peu d'embarras de la parole. Après l'ictus, la dysarthrie a été très accentuée. Il ne semble pas qu'il y ait eu à ce moment de paralysie des membres. Légère hypertrophie parotidienne bilatérale.

*Urines abondantes*, très claires, polyurie, petit disque d'*albumine* rosée.

*14 novembre 1922* (D$^r$ *Favre*). — La femme du malade est morte à 52 ans. Elle avait été soignée par de fortes doses d'iodure pour de la diplopie. M. Garin, qui l'avait soignée à ce moment, affirme l'origine spécifique certaine de ces accidents.

*16 novembre 1922* (D$^r$ *Favre*). — Le malade a eu la suite de son ictus des troubles de la parole ; il persiste encore de la dysarthrie. A cette époque, il eut encore du rire et du pleurer spasmodiques.

Actuellement, il est diminué au point de vue intellectuel, il est arrivé à l'hôpital couvert de parasites.

Il donne l'impression d'un artériel. Les artères sont partout dures, partout très visibles.

Il existe chez lui de l'hypertension et un facteur rénal certain.

En somme, il présente le syndrome urinaire d'une néphrite chronique, mais il est plus qu'un rénal ordinaire. Il a des signes artériels diffus, de l'induration généralisée des artères. Il a eu des accidents cérébraux d'origine artérielle.

Il a précocement vieilli.

L'inégalité pupillaire signalée est peu marquée et discutable, mais, en revanche, les réflexes des deux pieds sont sinon abolis, du moins très diminués.

Le malade dit que sa femme avait une très forte inégalité pupillaire.

*La réflexométrie (19 novembre) donne les résultats sui-
vants : œil droit : paresse. Long plateau avant le déclanche-
ment terminal.*

*Œil gauche : cataracte.*

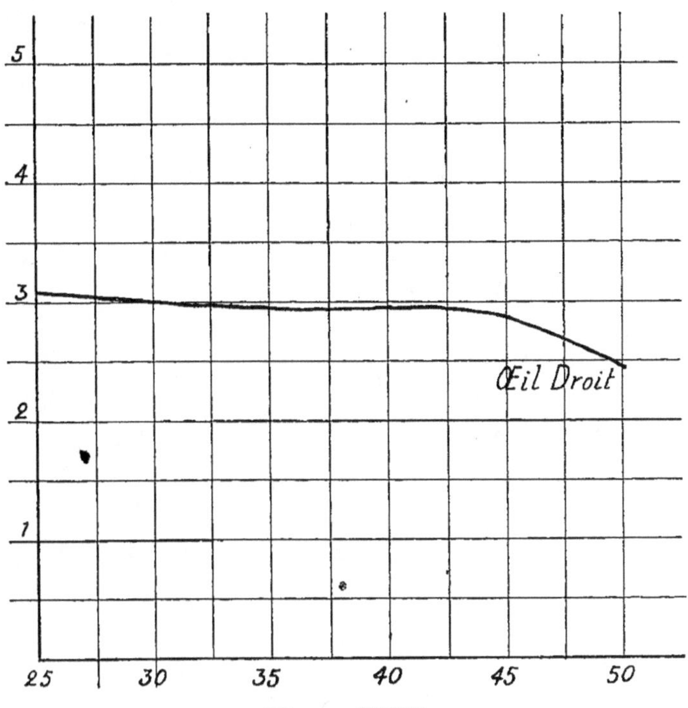



FIGURE XVIII

N... Jean-Marie, 58 ans (salle St-Bruno)

*Ponction lombaire (12 décembre).* — Liquide céphalo-rachidien limpide ; environ un élément blanc par mm³. Albumine :
0,90 p. 0/00. Réaction de B.-W. : négative.

OBSERVATION VIII

(Service de M. le D<sup>r</sup> SAVY)


*Montrant que pour un diagnostic hésitant de syphilis gastri-
que, la réflexométrie a confirmé l'existence d'une paresse
pupillaire peu évidente (type courbe en plateau). — Ultérieurement, réaction de Bordet-Wassermann très positive
dans le sang et amélioration par le traitement d'épreuve.*

*B... Charles, 55 ans, salle Sabran, n° 5. Entré le 23-12-22, sorti le 2-2-23. Troubles dyspeptiques datant de 2 mois 1/2, avec douleurs tardives typiques et modérées, actuellement plus régulières et sans vomissements. Fautes d'hygiène alimentaire. Hernie épigastrique. Gastrite, ulcus, ou néoplasme.*

Le malade entre à l'hôpital pour asthénie intense consécutive à une affection gastrique. Les antécédents héréditaires et collatéraux ne révèlent rien de particulier.

Personnellement, le malade est veuf d'une femme qui s'est bien porté et est morte de péritonite puerpérale.

Un fils de 16 ans, bien portant. Il a perdu une fille âgée de un jour, et c'est cette naissance qui, il y a onze ans, a coûté la mort de la mère.

Aucune maladie dans l'enfance ni dans l'adolescence. Service militaire à 20 ans, en Tunisie, durant lequel deux blennorhagies qui n'ont entraîné aucune complication. A l'âge de 27 ans, affection pulmonaire ayant duré une quinzaine de jours et nécessité un alitement d'une semaine environ. Pas de fièvre. Depuis, toux rare et peu expectorante, mais quotidienne.

Rien de particulier jusqu'en février 1919, date à laquelle le malade a eu une pleurésie, qui, d'après les anamnestiques, semble avoir été sérofibrineuse. Il est resté cinq semaines dans un hôpital de Marseille où il a été soigné par des topiques. Jamais de ponction.

Accident d'automobile en novembre 1920, ayant provoqué une fracture de côtes, compliquée d'épanchement pleural droit. Cet épanchement ponctionné n'était ni hématique, ni purulent. En outre, plaie de la région supérieure de la face interne de la jambe. Cet accident a nécessité un séjour de deux mois et demi dans une clinique de Marseille.

En novembre 1921. Erysipèle de la face qui aurait duré environ trois semaines et nécessité un séjour de cinq semaines dans un hôpital de Marseille. Durant cet érysipèle, la température du malade ne s'est pas élevée au-dessus de 39°.

Intoxication caféinique : 6 tasses de café en moyenne par jour, dose souvent dépassée. Œnilisme moyen : 1 litre de vin par jour. Pas d'éthylisme.

Nie toute spécificité.

Pneumokoniose du fait de sa profession de polisseur sur marbre.

Abus de pain, de sauces et d'épices.

*L'affection actuelle.* — A débuté il y a deux mois et demi et était à ce moment caractérisée par des douleurs apparaissant à horaire fixe : vers quatre heures de l'après-midi.

Ces douleurs étaient constituées par une sensation de barre sur l'estomac, par du pyrosis. Les douleurs, dont la durée n'excédait pas une demi-heure, étaient notablement calmées, voire complètement arrêtées, dès l'ingestion, même en quantité minime d'un aliment quelconque.

Il y a deux mois, c'est-à-dire quinze jours environ après le début des accidents précités, pituite matinale bien classique et assez abondante. Depuis, douleurs presque quotidiennes, toujours vers la même heure.

Il y a six semaines environ, le malade commence à maigrir.

Depuis trois semaines, cette régularité cesse, les douleurs apparaissent toujours l'après-midi, mais à un moment quelconque. Anorexie, asthénie, amaigrissement rapidement progressif. Depuis, les symptômes ci-dessus n'ont fait que s'accroître en intensité. Le malade signale en outre des renvois acidulés après chacun des deux principaux repas.

*A l'examen.* — Malade amaigri.

La palpation abdominale rendue assez difficile par une défense musculaire marquée, permet cependant de constater une résistance cartonnée, limitée en haut par les rebords chondro-costaux et en bas, descendant peu au-dessous d'une ligne horizontale qui joint le point vésiculaire et son symétrique gauche. Cette résistance répond à la perception d'une voussure symétriquement bilobée de la région. Au point de vue forme, on dirait un corps thyroïde dont l'isthme répondrait à la ligne médiane.

Légère douleur à la pression à deux travers de doigts au-dessus de l'ombilic.

Point para-ombilical gauche douloureux. Le reste de l'abdomen est assez souple et indolent.

Hernie épigastrique.

Le foie ni la rate ne sont perçus.

La recherche des reins révèle une douleur à la pression qui répond à l'espace de Gryufeld gauche.

Rien aux poumons, rien au cœur.

Tension 11/6.

Système nerveux. *Les pupilles égales, réagissent à lumière.*

Réflexes rotuliens un peu vifs. Les réflexes plantaires, très difficilement obtenus se font en flexion plantaire.

24-12-22. — Weber négatif.

Le 27-12-22. — Examen radioscopique : Dilatation cylindrique de l'aorte, uniforme, sans ataxie. Estomac très abaissé, sous les crêtes iliaques. Poche à air petite, mobile, sans adhérences, pas de points douloureux gastriques.

Le 28-12-22. — Examen ophtalmologique à la clinique de l'Hôtel-Dieu. Le spécialiste répond : « Il n'existe aucune lésion oculaire capable de modifier les réflexes. Le réflexe photomoteur est d'ailleurs conservé bien que un peu paresseux. Réflexe à l'accommodation et convergence normale. Myosis. Pupilles irrégulières et légèrement inégales.

Champ visuel et fond d'œil normal.

ODGV = 2/3.

29-12-22. — Examen du liquide gastrique :

HCL libre : traces.

HCL combiné : traces.

Acides de fermentations : traces.

Acidité totale : 0,43.

Le 29-12-22 (Dr Savy). — Le diagnostic est hésitant entre :

1° *L'ulcus :* douleurs tardives. typiques, mais absence de rémission et anachlorhydrie.

2° *Gastrite :* par faute d'hygiène alimentaire (abus du tabac, œnilisme moyen, tachyplégie, abus du pain). Mais ces causes existent depuis longtemps et l'affection gastrique ne s'est réveillée que ces temps derniers.

3° *Néoplasme.* — Le début sans cause apparente vers 50 ans, l'évolution progressive, l'amaigrissement de 13 kgr. en quelques mois, l'anachlorhydrie, sont en faveur de ce diagnostic que rien ne permet d'affirmer cependant.

4° *La spécificité* pourrait agir soit en altérant les parois gastriques, soit par l'intermédiaire d'une gastro-radiculite. Les modifications pupillaires permettent de songer à l'influence de cette infection et justifient en tout cas l'épreuve thérapeutique que l'on commence.

En tout cas, la présence d'une hernie épigastrique est en faveur d'une lésion organique ulcéreuse ou néoplasique.

*6 janvier 1923. — Réflexométrie.*

*Œil droit.......* }
*Œil gauche....* } *Paresse pathologique (type plateau).*

*22 janvier.* — Réaction de Bordet-Wassermann dans le sang : *très positive.*

*19-1-23 (D^r Savy)*. — Depuis le 8 janvier par le traitement suivant : dyspeptine, *cyanure de Hg*.

Repos, régime :

Le malade *va mieux*, a bon appétit, ne maigrit plus, va à la selle régulièrement.

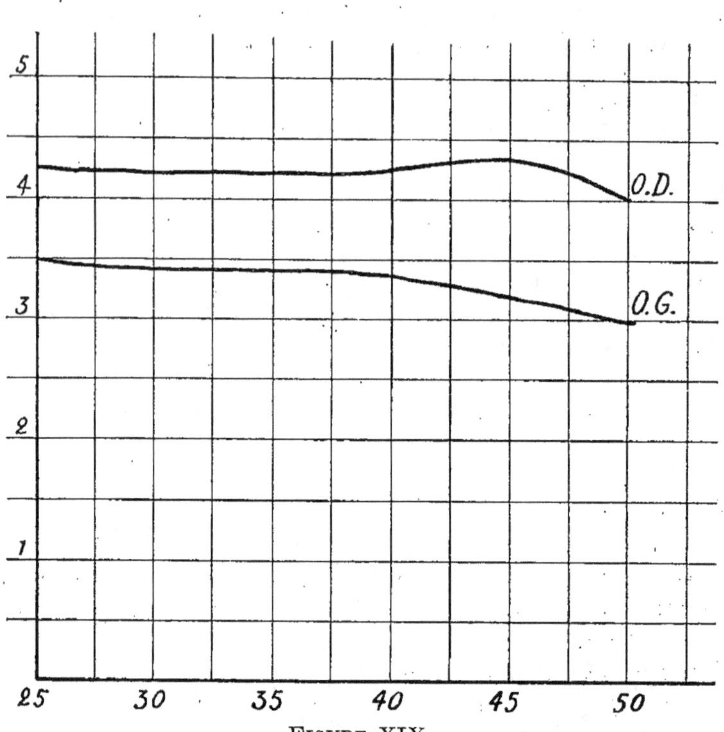


FIGURE XIX

B... Charles, 55 ans (service D^r Savy)

## OBSERVATION IX

### (Service de M. le D<sup>r</sup> FAVRE)

*Montrant que, chez un syphilitique avéré, avec lésions aorti-
ques et B.-W. positif dans le sang, la réflexométrie ne
révèle aucun indice de troubles pupillaires dus à une
atteinte des centres nerveux. L'examen du liquide céphalo-
rachidien est négatif.*

*T... Théophile, 55 ans, salle Détroyat, n° 16.*

Le malade vient parce qu'il tousse.

Il déclare que l'an passé, à pareille époque, il eut un accès de bronchite et qu'actuellement il pense avoir la même chose.

Il paraît avoir mené une vie assez agitée. Il fut successivement étudiant en médecine à Nancy, puis élève horticulteur à Versailles, puis horticulteur chez lui. Il se maria une première fois en 1890, après trois mois il divorça ; en 1893, nouveau mariage et divorça en 1911. Ses quatre enfants sont restés avec la mère. Tous bien portants, sauf le premier qui mourut pendant l'accouchement, sans lésions particulières. Il est absolument impossible de relever dans ses antécédents aucune trace de spécificité. Au moment de la guerre, il fut envoyé dans le Midi comme d'une vieille classe, et c'est là-bas, qu'après avoir épuisé tous ses fonds disponibles il se décide à venir à Lyon à pied. A son arrivée, il est obligé d'entrer à l'hôpital.

A l'entrée, malade de taille moyenne, non amaigri ; visage rouge, couvert de varicosités superficielles. A la surface du corps, on relève des cicatrices de chutes au niveau des genoux. De nombreuses taches pigmentées à la face interne des cuisses, dans le dos, au niveau des omoplates, mêlées à des lésions de grattage paraissant dues à une pédiculose antérieure.

Le malade a une voix bitonale un peu éraillée ; il est secoué par une toux persistante, sèche, moniliforme, sans expectoration. Cette toux est provoquée aussi par la palpation du creux sus-sternal où le doigt éprouve une sensation de soulèvement synchrone au pouls. Lorsqu'il est étendu dans le décubitus dorsal, presque total, on remarque des soulèvements identiques du cricoïde ; le signe d'Oliver est positif. Il n'existe pas d'asynchronisme du pouls ; toutefois, il paraît beaucoup plus fort du côté gauche.

*Au cœur.* — Devant la constatation de ces symptômes, on recherche immédiatement les signes de l'existence d'une ectasie aortique.

A l'examen de la région précordiale, on est frappé par l'abaissement de la pointe qui bat à quatre travers de doigts au-dessous de la ligne mamelonnaire. Le soulèvement étendu, globuleux, forme un dôme visible ; cette sensation de choc en dôme est très sensible à la main. On est frappé par la dilatation des veines de la base du cou, par une circulation anormalc qui existe dans la zone sternale, au voisinage du premier cartilage costal. Il existe même à ce niveau une exagération de la saillie formée par la tête du cartilage à ce niveau. On trouve encore des battements artériels nets au niveau du cou.

Rien de net à la percussion.

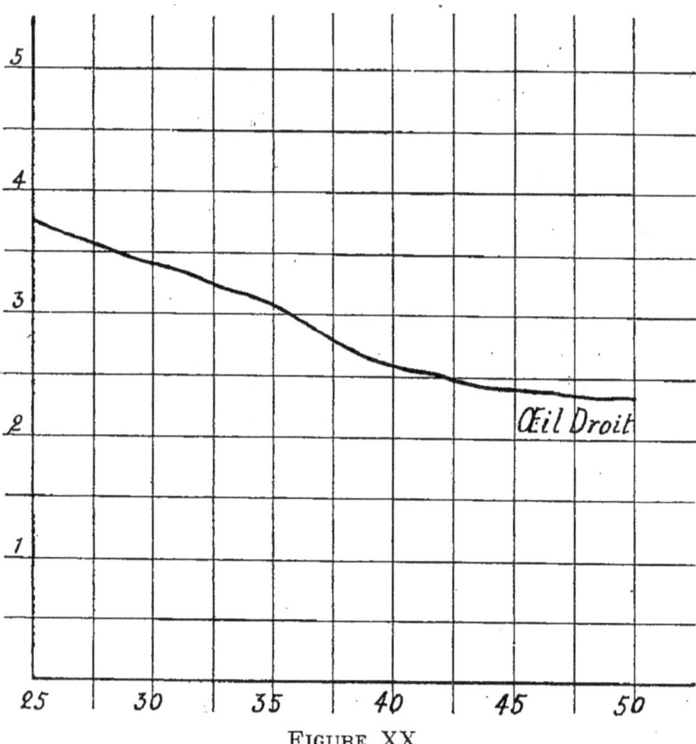


FIGURE XX

T... Théophile, 55 ans (salle St-Bruno)

A l'auscultation, on entend un double bruit systolique et diastolique sur presque toute la région. Le bruit diastolique s'entend jusqu'à la pointe. Le bruit systolique se propage peu dans les vaisseaux du cou.

*Foie.* — Le foie est difficile à palper. Il paraît déborder largement les fausses côtes et donne une matité dans toute la région épigastrique.

Il existe une matité splénique nette.

*La rate* n'est pas perçue à la palpation.

*Système nerveux.* — Examen négatif. Réflexes tendineux et *pupillaires* normaux.

*Poumons.* — A la percussion, rien. La respiration est diminuée sur toute la hauteur du poumon gauche.

*Tension,* 18,5/7. Le pouls reste vibrant au-dessous de cette limite.

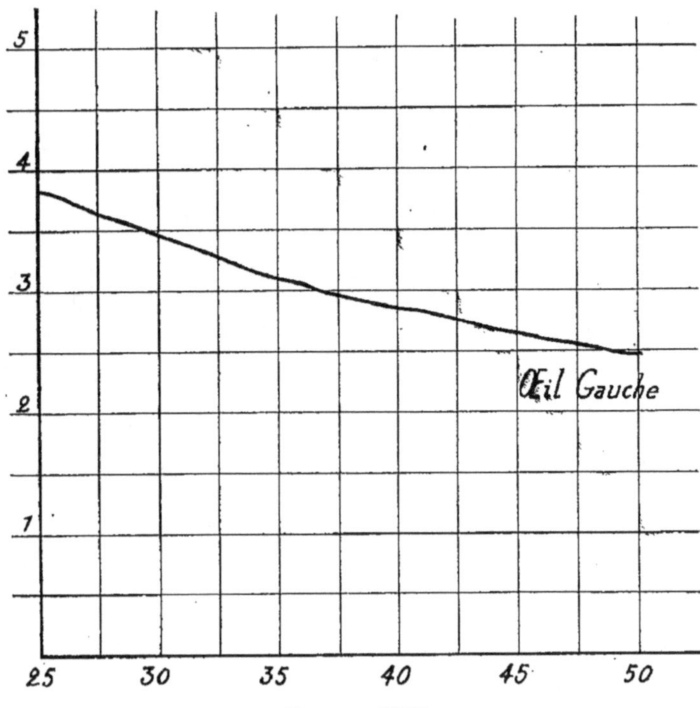


FIGURE XXI
T... Théophile, 55 ans (salle St-Bruno)

*La radiographie* instantanée du thorax montre une énorme dilatation aortique.

*Réaction de Bordet-Wassermann* dans le sang : très positive.

*La réflexométrie* (10 octobre 1922) *ne révèle aucune modification pathologique des réflexes photomoteurs (figures XX et XXI). Ponction lombaire. Liquide eau de roche. Aucune réaction méningée. Réaction de B.-W. : négative.*

## OBSERVATION X

(Service de M. le D<sup>r</sup> SAVY)

*Montrant que, dans un diagnostic hésitant entre un état par-
kinsonnien et une P. G. au début, la réflexométrie, pratiquée avant la ponction lombaire, n'a pas montré
d'accident typique (ataxie pupillaire ou courbe en plateau), malgré une raideur pupillaire simulant un début
d'Argyll-Robertson.*

— 135 —

*Jean E..., 48 ans, salle Sainte-Marguerite. Entré le 17 mars 1922, sorti le 6 avril 1922.*

*Etat parkinsonnien avec immobilité, hyperalbuminose rachidienne témoin d'encéphalite évolutive.*

Le malade entre dans le service pour céphalées et asthénie.

A. H. inconnus.

A. P. très robuste de santé pendant l'enfance et l'adolescence. Le malade affirme n'avoir jamais dû interrompre son travail pour raison de santé jusqu'à aujourd'hui.

Le malade nie la syphilis et l'éthylisme, pas tournure chronique.

Marié à 22 ans avec une femme en bonne santé, lui ayant donné un fils bien portant, âgé de 17 ans.

Le 29 janvier 1920, le malade présente brusquement, en plein travail, à 9 heures du matin, les premiers symptômes de l'affection actuelle : il ressent de violents maux de tête dans la région occipitale, des douleurs de la nuque marquées ; il ne pouvait plus bouger la tête, il se sentait en même temps très faible, ses jambes le portaient à peine. Il dut rentrer chez lui et se coucher. Il resta deux mois au lit dans un état d'asthénie marquée et s'accompagnant de somnolence très accentuée. Sa femme, à ce moment-là, devait le faire manger et souvent il somnolait pendant son repas.

En mars 1920, il eut une amélioration et put reprendre son travail avec un emploi plus facile : manœuvre. La somnolence l'avait quitté, mais il était toujours las, surtout très lent, et il avait remarqué que ses moindres actions lui coûtaient un effort physique considérable.

Il était toujours en retard sur ses collègues dans son travail, et cependant les forces ne lui manquaient pas, « il traînait dans tout ce qu'il faisait ».

En mai 1921, ces symptômes augmentent à nouveau, la céphalée occipitale apparaît, il dut interrompre son travail.

Il le reprend en juin pour un mois, mais doit se reposer en juillet, puis en octobre. Depuis cette date, il est resté chez lui, il dormait plus que normalement, la nuit tout entière et deux heures environ l'après-midi.

Il reprit encore son travail en décembre 1921, puis en janvier. Le 22 février, il l'interrompit définitivement et est envoyé à l'Hôtel-Dieu pour observation.

Il s'agit, en somme, d'un homme de très robuste constitution, n'ayant aucun antécédent et qui présente depuis deux ans un état de santé défectueux caractérisé par des céphalées, de l'asthénie, et surtout par un état de somnolence entrecoupé d'amélioration, mais non de guérison.

Actuellement, le malade ne dort plus, ainsi qu'il le faisait l'an passé ; il répond bien aux questions précises, sa mémoire semble excellente, mais il lui faut le temps, il répond avec une voix monotone. Il se trouve comme abruti et n'ayant du courage à rien.

On est frappé, d'autre part, par son aspect, le regard fixe, la bouche entr'ouverte reste dans cet état longtemps. Il donne certainement une impression de sondé, se tenant pendant son interrogatoire dans un décubitus latéral, la tête non reposée, et qui semblerait très fatiguant pour tout autre malade. De même, les mains et les bras restent souvent dans la position qu'on leur fixe, sans que de lui-même le malade modifie cette position.

La température est entre 37°5 et 38°. Le pouls est normal.

*Appareil pulmonaire.* — Pas de toux, pas d'expectoration, rien à l'auscultation.

*Appareil cardiaque.* — Pointe normale, bruits normaux. T. : 17/8 au Pachon.

*Appareil digestif.* — Denture médiocre.

*Hypersalivation* depuis un mois.
Rien à signaler à la langue et au larynx. Appétit excellent, bonne digestion, selles normales.
Foie et rates normaux.

*Appareil génito-urinaire.* — Rien à signaler, ni sucre, ni albumine.

*Système nerveux.* — Les réflexes rotuliens sont obtenus. Les pupilles sont égales en leurs rayons. Réagissent ? Un peu à l'accommodation, mal à la lumière.
Dans la station debout, le malade ne se plaint que d'un fait : ses jambes ne le portent pas. Mais il n'a pas de vertige.
Le signe de Romberg n'existe pas.
La marche se fait normalement, l'aspect est soudé.
La marche maladroite, mais pas de titubation..
Pas de tremblement, pas de phénomènes de pulsion.
Pas de signe d'incoordination (en faisant mettre talon sur rotule ou doigt sur le nez).

*La réflexométrie* ne révèle aucune modification de la courbe de réflectivité.

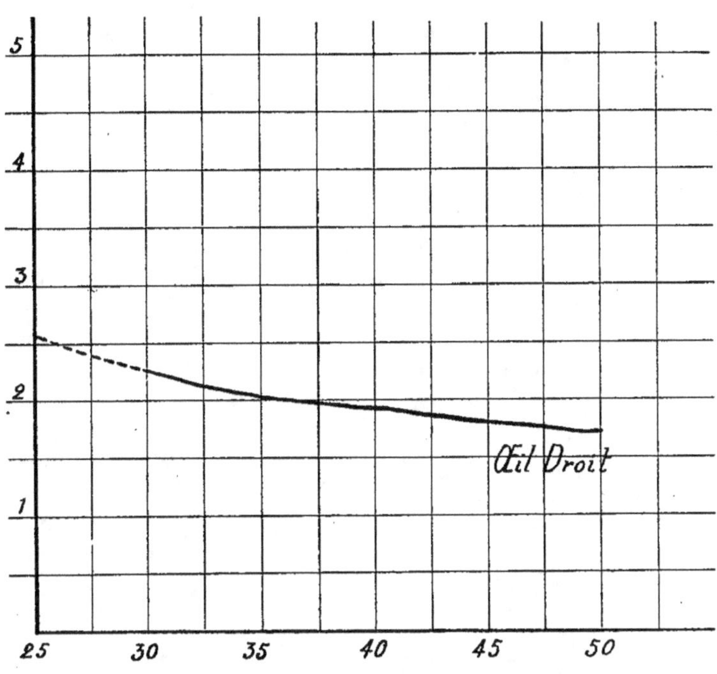


FIGURE XXII

E... Jean-Claude, 48 ans (salle Ste-Marguerite)

*18 mars.* — On fait une ponction lombaire ; le malade prétend avoir été très soulagé à la suite, particulièrement au point de vue céphalées.

*Liquide clair, légère hypertension, pas de réaction lymphocitaire.*

*Sucre normal. Albumine, 0,50.*

*Wassermann négatif.*

Sorti le 6 avril 1922, état stationnaire.

# CONCLUSIONS

I. — Le réflexe pupillaire photomoteur n'a jusqu'à maintenant été étudié que dans son ensemble et par une méthode purement clinique.

II. — Ce réflexe est un mouvement. Il est donc possible de l'enregistrer par la méthode graphique.

III. — Le réflexomètre de Bujadoux et Kofman est un appareil permettant cette opération. Il est simple, suffisamment exact, par conséquent commode à employer dans la pratique.

IV. — Il permet d'obtenir une courbe représentative du réflexe physiologique, courbe de la forme dite exponentielle.

V. — Entre la forme physiologique du réflexe et celle de sa suppression isolée, c'est-à-dire le signe d'Argyll Robertson, on peut supposer qu'il existe des formes anormales représentatives de manifestations pathologiques correspondant à une époque de pré-Argyll Robertson.

VI. — Nous avons trouvé jusqu'à présent deux formes graphiques anormales, coïncidant avec des états pathologiques révélés par d'autres symptômes et notamment par une réaction méningée cyto-chimique. Nous proposons, pour désigner ces deux formes les appellations : 1° d'ataxie pupillaire ; 2° de graphique en plateau.

VII. — Elles ont vraisemblablement une valeur séméiologique analogue au signe d'Argyll Robertson, mais il est nécessaire qu'à ce sujet les observations se multiplient et se contrôlent les unes par les autres.

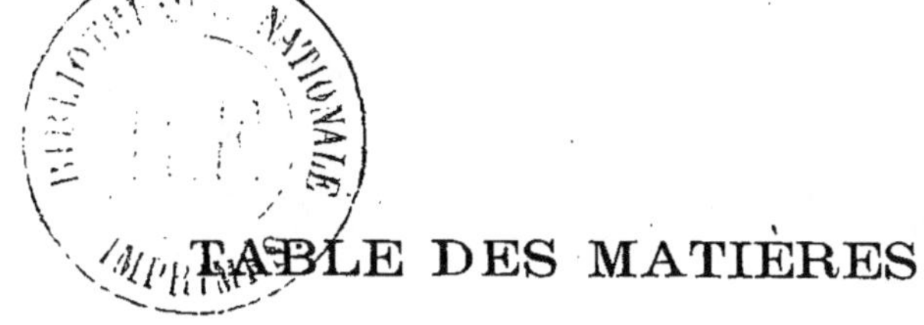

# TABLE DES MATIÈRES

Imprimerie NOIRCLERC & FÉNÉTRIER, 3, rue Stella, Lyon